がまんしなくていい

鎌田　實

集英社文庫

はじめに

三つの見えないシステムが、ぼくたちの命を守っている。

一つは、体じゅうに張りめぐらされている自律神経。交感神経と副交感神経からなる自律神経は、呼吸や脈拍、血圧、発汗、消化、ホルモン分泌など、体のさまざまな機能をコントロールしてくれている。

ストレスが多い現代日本では、「がんばる神経」である交感神経が過度に緊張してしまいがちだ。交感神経が緊張し続けていると、血管は収縮し、血圧が上がる。循環が悪くなり、脳梗塞や心筋梗塞、脳血管性の認知症になりやすくなる。リンパ球が減って、風邪をひきやすくなったり、がんになりやすくなったりもする。

生き方上手の人は、交感神経をほどよく緊張させながら、ときどき「リラックス神経」である副交感神経を刺激し、バランスをとっている。がんばりすぎず、がまんしすぎず、一日のなかで副交感神経が優位になる時間をつくるのがうまいのである。

見えないシステムの二つ目は、免疫システム。ぼくたちの体は、六〇兆個もの細胞でできている。そのうち約二兆個が免疫機能をつかさどる免疫細胞で、毎日一〇〇億個ずつ入れ替わるといわれている。

免疫力が落ちれば、体内に侵入した細菌やウイルス、毎日五〇〇〇個もできるというがん細胞などをやっつけられなくなる。逆に、免疫システムが暴走すると、自分自身の健康な細胞まで攻撃してしまい、関節リウマチなどの自己免疫疾患を引き起こす。やはりバランスが重要なのである。

命を守る三つ目のシステムは、二つの「幸せホルモン」。正確に言うと、脳内神経伝達物質のセロトニンとオキシトシンだ。

神経伝達物質は、脳のネットワークにとってなくてはならないもの。膨大な数の神経細胞と神経細胞の間を神経伝達物質が行ったり来たりすることで、ぼくたちは体を動かし、記憶し、学習し、考えることができる。感情というものが生まれ、幸せや不幸せを感じる。つまり、そのときどきの心の動きをつくっているのは、神経伝達物質だともいえる。脳のなかで、どういう神経伝達物質がどのくらい出ているかによって、その人の行動パターンや性格がつくられていくのである。

一〇〇種類以上あるという神経伝達物質のなかで、ぼくが特に注目しているのが、先ほどあげたセロトニンとオキシトシン。セロトニンは、「幸せホルモン」とか「喜びホルモン」、「癒しのホルモン」と呼ばれ、感動したり、おいしいものを食べたりすると、たっぷり分泌される。不安や緊張、イライラや不快感を鎮め、精神を安定させる作用があるといわれている。ひと言で言うなら、自分を幸せにするホルモンだ。

一方、オキシトシンの別名は、「思いやりホルモン」とか「愛情ホルモン」。スキンシップをしたり、相手の身になって行動したりするときに出る物質で、人と人の絆《きずな》を深める。オキシトシンの分泌量が多い人は、相手の表情や気持ちを読むのがうまい。感染症を予防したり、痛みを緩和したりして、生きる力を強めるともいわれている。こちらは、人を幸せにすることで、めぐりめぐって自分も幸せになれるホルモンだ。

重い病気になっても、奇跡的に回復する人がいる。回復はかなわなくても、最期の瞬間まで人生を楽しみ、幸せに生きられる人もいる。困難をいっぱい抱え、経済的にも大変なのに、前を向いて笑顔で歩いていける人がいる。自分の苦しみを横に置いて、人のために尽くし、どんどん元気に、素敵になっていく人もいる。

ぼくが出会ったそういう人たちの具体例から、また最新の医学データから、命を守る三つのシステムにしっかり働いてもらうにはどうすればいいかを探ってみた。特に、二つの幸せホルモンをたっぷり分泌する方法について、じっくりと考えてみた。

セロトニンやオキシトシンがたくさん出るようになれば、気分が変わる。気分が変われば、行動パターンや性格が変わる。穏やかな幸せを感じ、人に優しく接することができるようになるのだ。すると、いい人間関係を築いていけるようになるから、仕事もうまく回り始める。心と体はつながっているから、体調だってよくなる。そして、人生が変わっていく。神経伝達物質の出方をうまくコントロールすることで、健康と幸せがラクラク手に入る。これこそ、本当の「新・脳内革命」だ。

もう自分を抑えて、がまんしなくていい。性格を変えようなんて、がんばる必要もない。あなたがあなたのままで、もっと元気に、幸せに生きるためのヒントを、この本に詰め込んだ。ぜひ、試してほしい。

目次

はじめに　3

第1章　がまんしなくていい。副交感神経を働かせた人の勝ち　15

手術台の上で「下町の太陽」を歌う　17
よく笑う人には奇跡が起きる　28
「剣道八段」の脱力系生き方　35
免疫力アップで多重がんも乗りきる　45

第2章　幸せホルモン、セロトニンをたっぷり出す人は生き方上手　57

九〇歳の人気ブロガー　59
幸せを呼ぶ「食」の作法　64
よく食べる人は元気　71
そよ風になって旅に出る　88
がんになったら、わがままになれた　99
人間を強く、大きくするもの　109

第3章　心を操る脳内物質で人生を変える　123

新・脳内革命「思いやりホルモン」の秘密　125
母性の不思議　132
子どもは右脳で育てる　139
スピルバーグは本の読めない子だった　143
心にも効く、肌と肌の触れ合い　155

第4章　思いやりホルモン、オキシトシンがみんなを幸せにする　163

さだまさしはオキシトシンでできている　165
大きな愛に満ちた市川團十郎的生き方　173
思いやりと共感が人生を変える　185
女にモテモテのおじいちゃん　193
それでも私は憎まない　199
銀座のブドウと想像力　208

第5章　カマタ流・がまんしない健康法　217

がんに負けない心と行動　219
無理なダイエットの罠にはまらない　230
脳を上手に使った「がまんしなくていい」健康法　240

用語解説　251
参考文献　253
解説　さだまさし　254

がまんしなくていい

第1章
がまんしなくていい。副交感神経を働かせた人の勝ち

手術台の上で「下町の太陽」を歌う

成功する人は、みんなその世界で闘いを勝ち抜いてきた人たちだ。交感神経を刺激しながら、アドレナリンをバンバン出して競争から抜け出してきた人が多い。当然である。

ときどき、そんな人たちのなかに、交感神経を上手に刺激するかたわら、副交感神経を刺激するのもうまい人がいる。こういう人こそ、生き方上手だと思う。

その代表的存在として、すぐ思い浮かぶのが、倍賞千恵子《ばいしようちえこ》さん。二〇〇五年に紫綬褒章を受章している。

妹の倍賞美津子さんも、めちゃくちゃ明るくて、おもしろい。ぼくが最初に書いた本、『がんばらない』（集英社）がテレビドラマになったとき、ぼくの女房、サトさんを美津子さんが演じてくれた。ぼくの役はハンサムな役者にやってもらいたかったけれど、西田敏行さんだった。続編も、心筋梗塞にも負けなかった西田さんが名演技を披露してくれた。評判がよく、今でもBSでときどき再放送される。父・岩次郎役は文化功労者でもある名優・大滝秀治《ひでじ》さん。残念なことに、二〇一二年に亡くなられた。

あ、つい脱線してしまった。話をもとに戻そう。倍賞千恵子さんといえば、やはりなんといっても『男はつらいよ』シリーズ。全四八作で、寅《とら》さんの妹・さくらを演じた。ほかにも、『家族』『故郷』『幸福の黄色いハンカチ』『遙《はる》かなる山の呼び声』『駅 STATION』など、数々の映画に出演している。日本を代表する女優の一人だ。

歌手としても、たくさんのヒットを出している。「下町の太陽」「さよならはダンスの後に」「さくら貝の歌」「忘れな草をあなたに」……。「さくら貝の歌」は、ぼくも子どものころによく歌った。好きな歌の一つだった。

倍賞千恵子は副交感神経を刺激するのがうまい

倍賞千恵子さんは、二〇〇一年、乳がんになった。見つかり方がユニークだ。北海道で雪かきをしていたときに、肩が凝ったのがきっかけで病院に行き、乳がんだとわかったという。このとぼけた感じが、いかにも彼女らしくていい。

病院で、乳房のしこりに細い注射針を刺し、細胞を取って調べる「穿刺《せんし》吸引細胞診」を行ったが、最初、がん細胞は出なかった。しかし、病院を変えて、もう一度生検を行ったところ、がんと診断された。

乳房を残してがん細胞とその周囲だけを切除する乳房温存手術のあと、放射線治療を行った。ホルモン療法や抗がん剤治療はやらなかったという。倍賞さんは、このときの手術室の様子を楽しそうに語ってくれた。これが、本当に大笑いなのである。

家族に「バイバイ」と言って手術室へ。看護師さんに「何か音楽でもかけましょうか」と聞かれたので、「クラシックでも」とお願いした。その後、入ってきた医師たちと、「どうですか？」「だいじょうぶです」というやりとりを交わしたあと、一人の先生が、「ぼく、倍賞さんの歌が好きでね」と話しかけてきた。さあ、ここからが倍賞千恵子の真骨頂。なんと彼女、「じゃあ、歌いましょうか」と、「下町の太陽」を歌い始めたという。

手術台の上である。そう、手術着が体の上にかかってはいるが、当然すっぽんぽんである。すっぽんぽんで「下町の太陽」を歌っているうちに、麻酔が効いて意識がもうろうとしてきて、気がついたら手術は終わっていた――そう話しながら、倍賞さん、ケラケラ笑っている。

この明るさはすごい。

五年ほど前に、動脈瘤《どうみゃくりゅう》も見つかったという。店のレジの前で二度続けてお財布を落とし、なんとなく気になって友人に話すと、脳神経外科で診てもらったほうがいいとすすめられた。軽い気持ちで脳のCT検査を受けたら、六〜七ミリの動脈瘤が見つかった。大腿部《だいたいぶ》のつけ根からカテーテルを入れて、治療することになった。

「そのときも、手術台で歌いました」

今度は、「I．C．U．〜告知」という歌。倍賞さんの持ち歌の一つである。

「緑の地球よりも、神様よりも、あなたが好き、という内容の愛の歌。『点滴はずしましょう。似合う服に替えましょう。教授の告知より、まじないを信じたい』という歌詞があるんです。手術台で歌うにはふさわしくない歌でしたね」

この告白に、またまた二人で大笑い。山田洋次監督のシリアスな映画に出ているときの雰囲気とはまるで違う。『幸福の黄色いハンカチ』で高倉健さんの女房役をしっとりと演じた日本を代表する女優が、「ゲラ子」なのである。

「そのときも、頼まれて歌ったんですか？」

ぼくがツッコミを入れると、

「いーえ、自分から、『もしよかったら歌います』と言って歌ってしまいました」

いいな、いいな、こういうの最高。サービス精神が旺盛な人なのだ。

「主人には、『あなた、いいかげんにしなさい』と、あきれられましたけど（笑）」

倍賞さんは子どものころ、童謡歌手をしていた。その後、松竹歌劇団の音楽舞踊学校に入った。ダンスにギター、三味線、タップダンス、クラシックバレエ……ありとあらゆるレッスンを受けた。おもしろくておもしろくて、何をやっても夢中になったという。どれも本気で好きになった。好奇心が旺盛なのである。こういう人は生きやすい。逆に、何かにつけアラ探しをして素直におもしろがれない人や、失敗を恐れてトライしない人は、ついつい人生を生きにくくしてしまう。

人生をおもしろくするかどうかは、結局、自分にかかってくる。ちょっと生き方を変えて、副交感神経を上手に刺激できる人になると、「ガツガツ」が消えて、毎日を楽しめるようになるのだ。

レッスンやトレーニングに熱中しているときは、交感神経が緊張し、アドレナリンがガンガン出てくる。しかし、一日じゅう、その状態では参ってしまう。倍賞さんの場合、おそらく合間、合間で、ふっと力が抜けているときがあるのではないか。

だいたい手術室なんて、緊張で交感神経がパンパンに張ってしまう最たる場所である。そこで、あのおっとりした口調で、「歌、歌いましょうか？」。歌うことで、本人はリラックスして副交感神経が優位になり、ゆったりとした笑いが生まれる。周囲のみんなも、ずっこけて、一気に緊張がほぐれる。まわりの人にまで影響を与えることができている。

当然、手術の成功率だって変わってくる。医者だって人間。「名女優への執刀」と緊張させないことは、回り回って自分の命を守ることになるのだ。これは生きていくうえで、とても大事な才能ではないか。倍賞千恵子という人には、副交感神経を刺激する天然の才能が備わっている気がする。

「車で移動しているときにも、風景を見ながらふっと歌が出るんです。『あなた、よく歌ってるね』って主人に言われます」

不安を感じているときも、気がつくと鼻歌を歌っているという。

倍賞千恵子は、人生の節々で歌を歌ってきた。そうして彼女は、無意識のうちに、交感神経から副交感神経へと切り替えているのだろう。

もう一つ、彼女の心と体を守っている物質がある。歌を歌うときに、おそらく、第2章で紹介する「幸せホルモン」と呼ばれる脳内神経伝達物質、セロトニンをいっぱい出していたと思う。これが、けっこう役立っているはずだ。

一日の生活のなかで、歌を歌ったり、音楽を聴いたり、絵本や詩を読んだり、きれいな景色を眺めたり。副交感神経の時間を持つこと、そしてセロトニンをたっぷり分泌することでストレスが緩和され、心と体を健康に保つことができるのだと思う。

無理せず、がんばらず、自然体で

倍賞さんには、自分を内省する力もあるようだ。

「私、もともとアッケラカンなんです。うちの家系自体がそうなのかなあ。妹も、いろいろ大病して苦労していますが、私と同じで、暗くなるより、『なっちゃったものはしょうがない。あとはどう生きるか』と考えるタイプですから」

「アッケラカン」な性格には育ち方も関係している、と彼女は自己分析している。

東京の下町生まれ。玄関や縁側がいつも開いていて、隣近所と食べ物を融通し合うような関係だったという。

「まわりの人たちを拒むということがない世界でした」

ぼくよりも七歳お姉さん。戦争中に生まれている。

今の日本は物質的にとても豊かだ。しかし、戦後間もないころは、ものがなくて、みんな貧しく、苦しかった。そういうなかで、ぼくたちは育ってきた。

物質的な豊かさは、生きていくうえでとても大事。しかし、その豊かさを得る過程で、かつては開かれていた人間関係が、閉じられた関係になっていった。

倍賞さんやぼくの子ども時代、開けっ放しの玄関や縁側から、お隣さんがひょこっと顔をのぞかせた。おかずが余れば隣近所にあげたりもらったり、お醤油《しょうゆ》を貸したり借りたりしていたものだ。町内には共同の井戸があり、順番に掃除をして、きれいな水を守った。夏は井戸でスイカを冷やし、みんなで食べた。貧しかったけど、心豊かな生活があった。

健康で長生きするには間違いなく、今の豊かさが必要である。しかし、体も心もイキイキと元気で長生きしていくためには、物質的な豊かさをみんなが享受できるようにしながら、同時に、開かれた人間関係を守っていくこともすごく大事なのだと思う。

倍賞さんは、童謡歌手をしていた子どものころから、よくお母さんに「他人に迷惑をかけないように」と言われていたという。雑誌の取材で茨城へ行かなければならなかったとき、立ちくらみがつらくて、

「お母さん、行けないよ」

と泣き言を言った。

「そうしたら母に、『千恵子、あんたね、向こうにファンの人たちがいっぱい待っているのよ。責任を持ちなさい』と言われたんです」

その言葉が、今でも頭にこびりついているという。他人《ひと》さまに迷惑をかけてはいけない。人の期待を裏切ってはいけない。それを肝に銘じて生きてきた。

ほかにも、人から聞いた「ためになる」言葉は、手帳に書き留めている。「人の振り見て我が振り直せ」「実るほど頭《こうべ》を垂れる稲穂かな」――そんなことわざも、記してあるという。

まじめ。単なるゲラ子ではない。がんばる人なのである。交感神経を刺激して、がっちりとした仕事をやってきた。だからこそ、意識して心がけていることがある。

「責任感は大事。でも、最近はもう、がんばるのはやめようと思っているんです。何年か前から、『無理しない』『がまんしない』『がんばらない』『自然体でいこ

う』と思うようになりました」

　寅さんをやった渥美清さんについても聞いてみた。

「渥美さんとは、『男はつらいよ』シリーズの四八本のほかにも五、六本、共演させてもらっています。おもしろかったですね。

　私が出会った男性のなかで一番魅力的な人でした。とても勉強家で、生き方にムダがない。相手の立場で考えられる優しい人。ふっと立っている姿に、笠智《りゅうち》衆《しゅう》さんのような美しさがありました」

　そうか、やっぱりな。勉強家は、交感神経を刺激しながら上を向いてがんばっていこうとする。同時に、相手の立場にもなれる。こういうバランスが必要なんだ。倍賞さんも、人一倍、相手を思いやることのできるタイプの人だと思う。3・11で被災した人たちへの思いが熱い。福島の被災地で寅さんの上映会を行った際、舞台挨拶をしたという。日本じゅうの人たちが福島を見守り続けていくことが大事だから、これからも福島と長く関わっていきたいという。困っている人たちに共感する能力が高いのである。

　倍賞千恵子のしなやかな強さの正体が、なんとなく見えてきた。彼女は、自分に与えられた限られた時間のなかで、できるだけいい映画に出て、いい仕事をしたいと考えている。そんな女優魂が希望につながる。そして、副交感神経が刺激されると、リンパ球が増えて免疫システムが活性化する。それも、がんに打ち勝つ大きな力になっているのではないか。

だからといって、がんばりすぎてしまうと疲れて、せっかく活性化した免疫システムも機能が落ちてしまう。そんなとき効果的なのが、倍賞さんが最近心がけているという「無理しない」「がまんしない」「がんばらない」「自然体」なのである。

これらはすべて、副交感神経を刺激する言葉だ。日本という国で暮らしているぼくらはみんな、がんばってがんばって交感神経を刺激して生きている。だからこそ、ときどき「無理しない」とか、「がまんしなくていい」ということを意識することが大事なのだ。そうして肩の力を抜くことによって、かえって生き抜く力が強くなる。人生は深みを増す。

がんばるだけの人生って、自分が第一。たとえ成功しても、はたから見ると鼻につく。がんばらない面がちょっとあると、人生はおしゃれになり、より豊かさや輝きを増すのだと思う。

倍賞千恵子は、奥が深い。

よく笑う人には奇跡が起きる

笑いは、体の免疫機能を活性化し、病気に対する抵抗力を高めるという研究データがある。

諏訪《すわ》中央病院の緩和ケア病棟でも、よく笑う人のなかに、ぼくたち医師が予想した何倍も長生きする姿を見せてもらってきた。しかも、単に死の訪れが遅くなるというだけでなく、やりたいことをやり、人生を楽しみながら余命を延ばすことが多い。残した仕事をやり遂げられた人もいるし、最後に家族と大切な時間を過ごそうと旅行した人たちもいる。笑いによって、なんとも不思議なことが起こるのである。

笑うと、ナチュラルキラー細胞が活性化

緩和ケア病棟に入院してきた患者さんを初めて回診するとき、いつも気をつけ

ていることがある。病室でコミュニケーションをとっている間に、患者さんが笑ったら、それを言葉で評価するようにしているのである。

「いい笑顔ですね。笑うと不思議なことが起きますよ。人間の体というのは、まだわかっていないことが多く、医学の常識をいい意味で裏切ってくれるんです。ご飯を食べられている人、そして笑えている人には、しばしば奇跡が起きます」

その後、回診に行くと、ぼくがこういう話をした患者さんは不思議と、さらにいい笑顔が増えていく。笑うことで、ますます体調がよくなり、気分も明るくなる。「幸せホルモン」と呼ばれる神経伝達物質、セロトニンが分泌される。末期がんでも、うつ傾向にならずにすむ。

本当の、心の底からの笑いでないとダメなんてことはない。初めは「つくり笑い」だっていい。アメリカ心理学協会の専門誌、「サイコロジカル・サイエンス」に発表された科学的な根拠がある。カンザス大学のタラ・クラフト教授らが約一七〇人の学生を対象に行った研究によると、箸《はし》を口にくわえて笑顔の形にキープするだけでも心拍数が安定し、ストレスが緩和することが明らかになったという。

諏訪中央病院の緩和ケア病棟は独特で、がん末期の患者さんにもリハビリ専門の先生がつく。マンツーマンでリハビリをしながら体を動かしたり、歩く練習をしたり、グリーンボランティアたちが手入れをした庭をリハビリの先生と一緒に散歩したりするのである。すると、その人はさらに笑うようになり、がんの進行が遅くなったりする。好循環が起きるのだ。

笑うと、β-エンドルフィンも出てくる。モルヒネの数倍の鎮痛効果があるという神経伝達物質だ。いうなれば、体のなかにある強力鎮痛薬のようなものだから、緩和ケアに使う本当の薬が少なくてすむようになる。

また、笑うことによって、がん細胞やウイルスと闘ってくれる血液中のリンパ球の一種、ナチュラルキラー細胞が活性化する。笑いに血糖値を下げる効果があることも、さまざまな臨床実験により確認されている。

笑いというのは運動でもある。横隔膜や呼吸筋を動かすので、体のなかの循環がよくなる。血液やリンパ液がスムーズに流れ、そのなかに含まれている栄養素やホルモンも全身に行きわたるようになる。

笑ってたくさんの空気を吸い込むことで、胸郭が広がる。重い病気という最大級の嫌なことを抱えて、うつうつとしていると、体が前かがみに縮こまってしまう。でも、笑えば体はぐっと起き上がり、胸が広がる。こわばっていた顔の筋肉も微妙な動きができるようになり、表情が豊かになる。

ダジャレでもいい。下ネタでもいい。なんでもいいから、笑うが勝ちなのだ。

日本の神様たちは、よく笑う。『古事記』や『日本書紀』に書かれている「天《あま》の岩戸《いわと》開き」のエピソードを思い出してほしい。

太陽神である天照大神が天の岩戸にお隠れになった。世界は暗くなった。八《や》百万《およろず》の神々が集まり、いろんなことをしてみたけれど、天照は出てこない。そんなとき、アメノウズメが岩戸の前で着物をはだけ、おっぱいをさらし、下半身までちらちら見せながら踊ったという。八百万の神々は大声で笑った。その笑い声に誘われて、天照が岩戸から出てきた。そして、世界は再び明るくなった。

この神話は読みようによっては、笑いの大切さを訴えている。笑いに不思議な力があるということを、記紀の時代から、みんな知っていたのではないだろうか。

笑いには、免疫力を上げ下げする「リセット機能」がある

さて、さまざまな効果を期待できる笑いだが、笑いという「薬」のすばらしさは、一方向だけに働くのではない、ということ。笑いは免疫力を上げる一方で、過剰な免疫反応を抑える作用もあるのだ。

人間にとって免疫力は、ものすごく大事なものだ。免疫システムがバランスよく働いてくれてこそ、がん細胞やウイルスと闘うことができる。

免疫力が高ければ高いほどいいかというと、そうではない。免疫システムが暴走すると防衛反応が過剰になり、関節リウマチなどの自己免疫疾患を発症してしまう。体の外から入ってくる物質と過剰に闘ってしまうと、それがアレルギー反応となって現れる。花粉症も、花粉に対して免疫システムが反応しすぎるために起こるのである。

関節リウマチをはじめとする膠原病《こうげんびょう》は、自分自身の細胞を敵と勘違いし、攻撃してしまう難病だ。その結果、皮膚や筋肉、関節などに炎症を起こして激しく痛んだり、多臓器障害になったりするのである。

免疫力というのは、高すぎず低すぎず、常にほどほどが大事なのだ。笑いの注目すべき点は、ここ。なんと、免疫システムが過剰に働きすぎている人が笑うと、免疫反応は下がる。そういう実験データがあるのだ。

ぼくは、「鎌田實　いのちの対話」というNHKのラジオ番組で、二〇〇三年から九年間、パーソナリティを務めていた。各界の第一線で活躍する専門家たちをゲストとして招き、生放送で三時間、命について語り合った。年に四回だけの特番にもかかわらず、けっこう評判がよく、日本放送協会放送文化賞なんてものまでいただいた。

そのゲストの一人が、中央群馬脳神経外科病院の理事長だった中島英雄さん。二〇一二年に亡くなるまで、脳神経外科医として働くかたわら、笑いの医学的効用を説き続けた。十代目桂文治《かつらぶんじ》一門の桂前治《ぜんじ》として、自らも高座に上がった。「病院寄席《よせ》」をつくって、患者さんたちに定期的に落語を聞かせ、大笑いさせた。

中島先生は、さまざまな臨床例を紹介しつつ、こんな話をしてくれた。笑ったあとで血液を調べると、癒し効果のあるセロトニンの量が増加している。それだけでなく、やる気のホルモンとも呼ばれる神経伝達物質、アドレナリンやノルアドレナリンも増える。つまり、笑うことでやる気がアップし、なおかつリラックスにもつながることがわかったというのだ。

「ね、笑いの効果ってすごいんですよ」

そう言って、「笑いの伝道師」はほがらかに笑った。

笑うことで、免疫力の低い人は免疫力が上がる。免疫力が働きすぎるために起きる病気で悩んでいる人たちも、笑いによって免疫機能が正常化し、リウマチの痛みなどが減っていくのである。

ノーマン・カズンズというアメリカのジャーナリストは、一九六〇年代に膠原病の一種である強直性脊椎炎という病にかかり、医師から治らないと告げられた。でも、病室にコメディ映画のフィルムやユーモア小説を大量に持ち込み、毎日大笑いすることで、難病を克服。仕事に復帰してしまった。

笑いは、免疫システムのバランスを整えてくれる。必要に応じて、免疫力を上げたり、下げたりする力がある。笑いこそ、複雑極まりない人間の命を守ってくれる最も大事な、高度なリセット機能なのだと思う。

どんな病気の人にとっても、笑うことはすごくいい。

健康な人にとっても、病気にならないための最も大事な予防法が笑いである。

ぼくは、そう確信している。

「剣道八段」の脱力系生き方

四年ほど前、イラクへ医療支援に行く途中、乗り換えのため、パリのシャルル・ド・ゴール空港に降り立った。朝の四時。イラクへの飛行機の時間まで、半日ほどあった。

フランス語なんてまったくわからない。英語もたどたどしい。一人で空港に半日いるのは嫌だな、と思った。

好村兼一《よしむらけんいち》がパリにいることを思い出した。連絡すると、空港まで迎えに来てくれた。高校の同級生。四二年ぶりの再会である。

パリの街へ出て、セーヌ河畔のカフェでコーヒーを飲んだ。こんな時間につき合ってくれるなんて、友情に感謝である。でも、いいオジサンが二人、夜明けのパリでコーヒーを飲んでいる。全然ロマンチックじゃない。

その三カ月後に、彼が帰国した。今度は、ぼくがごちそうする番。パリでのシチュエーションをおかしく感じていたので、ぼくはちょっと不平を言った。

「どうして男同士で夜明けのコーヒーを飲まなきゃならないんだ、と思ってた」

するど好村は、意外そうな顔をして答えた。

「えっ、そう？　ぼくは久しぶりに会ってうれしいと思ってた」

笑った、笑った。人間っておもしろいな。人生の小さな一コマも、心のなかにしまい込むときに、こんなにも違うんだ。別れた恋人を、一方はいい思い出として残し、一方は憎しみを抱いていることだってあるのだろう。コワイ、コワイ。

剣道も人生も、大事なのはムダな力を抜くこと

好村兼一とは、東京都立西高等学校の剣道部で一緒だった。クラスは違ったが、当時から気になっていた。

進学校の西高では、当時、毎年百数十人が当然のように東大に進学していた。彼も東大に入った。驚くのはここから。大学三年のとき、全日本剣道連盟の学生指導員としてフランスに渡り、そのまま退学してしまったのである。入りたいと思っている人がいっぱいいる、あの東大を、あっさりと。カッコいいなと思った。

「どうしてやめたの？」と聞くと、「些細《ささい》なことだ」。これまた、カッコいい返事

だ。

本当に、きっかけは些細なことだったらしい。欧州視察から帰国した東大剣道部の師範が、「誰かフランス語をやっている者はいないか」と聞いた。「私、やってます」と返事をすると、「じゃ、一年間フランスに行ってこんか」と言われた。ただそれだけだ、という。

しかし、そうはいっても、あの東大である。もったいない。どうしてあっさりやめられたのだろうか。

「剣道は、無欲が大事なんだ。剣道では、恐れ、驚き、疑い、惑いを四つの病という。これらの念にとらわれると、心の動きがストップしてしまう。すると、鍛錬して体で覚えたはずのことができなくなる。一瞬のうちに、相手に打ち込まれてしまう。

カマタがよく『がんばらない』と言っているのは、がんばることは大切だけれど、がんばりすぎず、無理するなってことだよね。勝負の世界にも、それは通じる。『勝つんだ！』と思うとヘンな力みが出て、自分で自分をしびれさせてしまう。ムダな力を体から抜いていくことが大事なんだ。人生だって同じだろ？」

おっ、そうか。闘いの一瞬前は力を抜いているのか。もちろん、脱力だけでは闘いに勝てない。最後は、交感神経を刺激してアドレナリンを出す必要がある。でも、その前に自分をリラックスさせることが大事。でないと、緊張しすぎて実力を出せない。野球で、満塁のとき打席に立って三振するプロフェッショナルがいるが、あれは力の入れすぎなんだ。

これって人生の極意にも通じるな、と思った。交感神経を緊張させ、いつもバリバリがんばっていては身がもたない。力を発揮できない。人間関係だって、ピリピリしてしまうだろう。

大切なのは、交感神経と副交感神経のバランス。TPOに応じて、リラックス神経である副交感神経にうまく切り替えられる人が、体も心も元気でいられる。仕事でもプライベートでも、いい関係を築いていける。人生を楽しむことができる。

好村は、東大に入ったけれど、それほど授業がおもしろいとは思わなかった。その場にしがみつこうとも思っていなかった。肩に力が入っていない。だから、剣道部の師範のちょっとしたひと言で、なんとも軽やかにフランスへと渡ることができた。

あいまいさだって魅力の一つ

フランスに行ってみたら、個人主義が気に入った。「マイペース人間の自分に、ぴったり合った」と言う。パリでの生活は目新しく、いいところばかりが目についた。

しかし、慣れるにしたがって、アラが見え出す。今度は逆に、日本のいいところが見えてきた。

「日本の社会は人の和を大切にするが、フランス社会は白か黒か、イエスかノーかだけ。日本人のような、あいまいさや、やわらかさがない。だから、人間関係はとても厳しい」

そうか、「あいまい」も考えようによっては魅力なのか。○か×かではなく、○に近い△が大事なんだって。ぼくはあいまいなことを言っているが、これも正解なのかもしれない。

日本のいいところが見えてきた好村だけれど、帰国しようとは思わなかった。二一歳でフランスに渡り、そのまま住み着いた。

持っていたのは、竹刀《しない》一本。フランス剣道界を育てながら、自らも修練を積んだ。誰にも師事せず、自分一人で工夫しながら素振りを続け、最高段位の八段を取得した。なかなか取れるものではない。合格率一パーセントといわれる難関である。

剣道の指導は、ほとんど無給だった。基本的にはボランティア。生活のために、会社をつくって貿易の仕事をした。すごくもうかった。だが、その仕事も、あっさりやめてしまう。

「商品を右から左へさばいて利益をあげるなんて、嫌になっちゃったのよ」

いかにも好村らしい。

収入がなくなった。初めのうちは蓄えを切り崩していたが、次第に生活の心配が出てきた。小説を書こうと思った。そして書き上げたのが、『侍の翼』(文藝春秋)。江戸初期、お家断絶で浪人となった槍《やり》の使い手が主人公の、重厚な時代小説である。

なんと、彼は作家になってしまった。またもや、変身。しかも、フランスにいながら時代小説。ミスマッチでおもしろい。

第一作である『侍の翼』は、書き始めてから日の目を見るまでに一二年かかった。だが、二〇〇七年にデビューしてからは、『青江の太刀』(光文社)、『行くのか武蔵』（角川学芸出版）など、出版不況のなかで次々と本を出していく。

戦国乱世を背景に、己の信念を貫く愚直な男が一刀流の開祖となる過程をつづった『伊藤一刀斎』（廣済堂出版）は、上下二巻と分厚い。当初、大手出版社から、長すぎる、削って一冊に収まるようにしてほしいと言われた。好村は拒否した。望みどおり、上下二冊で出すという出版社が見つかるまで、じっと待った。

するすると自在に変身していくように見えるのに、こんなところは、自分のスタイルを曲げない。余分な力は入っていないのに、体の芯がぶれない。好村の剣道の構えと、よく似ている。

二〇一二年の秋、フランスから『影と胡蝶《こちょう》』（光文社）という本が送られてきた。柳生新陰流《やぎゅうしんかげりゅう》など剣術の有力流派のもととなった影流の開祖、愛洲移香《あいすいこう》の壮大な物語。大陸の明《みん》に渡って、明の武者たちと闘い、打ち勝っていく大河エンターテインメントだ。この作家は、これからたくさんの読者に支持されるようになるだろう。

しがみつかないから自由でいられる

高校時代の話になった。

「カマタの剣道は腰が引けていたなあ。抜き胴が得意で、ドドドドッと大きな声を出す。いやに声が大きいやつだなと思ったよ」

そうなのだ。中学まで野球小僧だったぼくは、高校に入って初めて竹刀を握った。子ども時代から剣道をしている人が多いなかで、圧倒的な力の差を感じていた。

対外試合や大会に出るには、何か一つでも得意技をつくらないと、団体戦の五人の選手に選ばれない。どうしたら選ばれるかと考え、思いついたのが、抜き胴だった。

一瞬、面をあけると、相手がすかさず面を打ってくる。その隙に、相手の左脇下にもぐり込む。これが、ぼくの抜き胴のスタイル。面を取られないため、小手を守るため、腰を丸めるようにして相手の左脇下に入る。好村が言う「腰が引けていた」とは、そのことを指しているのだと思う。

自分の弱さを知っているぼくは、どうしたら勝てるのか考えた。その結果、下品な抜き胴を考え出した。

強い好村は、なりふりかまわず勝ちに行かない。身長一六七センチ、体重六〇キロ。恵まれた体格ではないのに、気がつくと一本取られている。

「竹刀は筋肉で振るんじゃない。体の芯から出てくる力を、ムチを振るようなイメージでしなやかに伝えていく。見かけのスピードではなく、ここぞという機会に身を捨てて打ちきるんだ」

そんなことを言う。

カマタの剣道は下品だったが、好村の剣道は上品だった。

「カマタのことは、優しくておもしろい男だなと思っていた。でも、合宿のとき、ちょっと指をケガしただけなのに、包帯をぐるぐる巻きにして堂々と見学していただろ。なんだ、と思ったよ。こっちは先輩に、『こら、一年、素振りをやれ』としごかれてヒイヒイ言ってるのに、すました顔で見てるんだから」

ぼくは笑いながら応じた。

「そうか、ぼくは昔から『がんばらない』だったんだな」

好村も笑った。

「それ、それ。カマタが『がんばらない』を出したとき、いかにもカマタらしいなと思った。

でも、カマタは無理せず、ニコニコしながら地域医療を築き上げてきたんだから、それこそ、ワザアリなんじゃないの」

合宿でともに汗を流してから、もう四〇年以上がたつ。

好村兼一は、変わることを恐れず、次々と変身してきた。だが、本当のところ、彼はちっとも変わっていないように思う。

いつでも、自分の一〇〇パーセントの力を発揮できるように、心を無欲にしている。無欲だから、自分の築いたものにしがみつかない。しがみつかないから、すっと一本通った、ぶれない芯に沿って、しなやかに変わっていくことができる。何があっても軽やかに対応し、人生を楽しむことができる。

その好村と四二年ぶりに再会し、セーヌ河畔でコーヒーを飲める。なんて不思議な、幸せなめぐり合わせだろう。

でも、やっぱり、とぼくは思う。パリで夜明けのコーヒーを飲むならば、相手は美女のほうがいい。

免疫力アップで多重がんも乗りきる

転移でも再発でもない独立したがんが複数生じることを、「多重がん」という。治療法の進歩や高齢化と相まって、一つのがんを克服しても次のがんを発症する人が増えている。女優の大空眞弓《おおぞらまゆみ》さんも、その一人だ。

乳がんが一回、胃がんが二回、食道がんが三回。三カ所に次々とがんができたが、今のところ全部撃退している。そのパワーの源を知りたいと思い、会いに行った。

一九六四年に大ヒットしたTBSの東芝日曜劇場、「愛と死をみつめて」を子どものころ観《み》て感動した。大空さんが演じたヒロインの「ミコ」は、骨肉腫のため二一歳で亡くなってしまった。でも、大空さん自身はモグラたたきのようにがんをやっつけ、七〇代になってもバリバリ活躍されている。実際にお目にかかり話をうかがってみて、彼女の生き方からいくつもの大切なヒントをもらった。

まず、なるほどなと思ったのが、元パートナーとの関係である。俳優の勝呂《すぐろ》誉《ほまれ》さんと結婚したが、のちに離婚。その後、勝呂さんがほかの女性と結婚するとき、結婚式に出席し、新郎側友人としてスピーチした。これが笑ってしまうのだ。

「私と勝呂さんとの結婚は、何かの間違いでした。私のことなんか忘れて、どうぞお幸せに」

と祝辞を述べたという。

こういうの大好き。スパッとしていて、気持ちがいい。場の空気を壊していない。相手も自分も傷つけない。勉強になりました。脱帽って感じ。

「あれ、本当の気持ちなのよ」

大笑いしながら、ぼくに向かってそう話した。

もちろん、結婚生活が破綻《はたん》したわけだから、二人の間に何かがあったのだろう。でも、彼女はグチグチ言わない。「私たちの結婚は、何かの間違いでした」。単刀直入である。そして、さばさばとしていて前向きである。「私のことなんか忘れて、どうぞお幸せに」。相手の身になっているのである。

しかも、自分の言いたいことをグッと抑えて言っているわけではない。なんにもがまんしていない。後悔もない。ただ「間違いだった」というのが、勝呂さんとの結婚に対する彼女自身の総括。「私は今、幸せ。あなたも幸せになってね」と本気で言っているような気がした。このポジティブ思考は大したものだ。

切除した左胸で男の気持ちがわかる

一九九八年、人間ドックで左の乳房にがんが見つかった。もともと、そこにしこりがあることはわかっており、三年ほど前から細胞診などをしながら経過を見ていたという。九八年の検診で、初めてがん細胞が見つかり、粘液を大量に含むタイプの珍しい粘液がんだと診断された。

「きちんと検診を受けているのは偉いですね」

そう言うと、

「私、病院が好きなんです」

病院のにおいやスタッフの白衣姿が好きで、「入院してください」なんて言われようものなら、うれしくなってしまうというから、変わった性格である。

「一度だけ、すごくハンサムな院長先生とお会いしたの。あのときは、とってもウキウキしたわ（笑）」

人にニックネームをつけるのも好き。本人には言えないようなニックネームをドクターにつけたりしながら、入院生活を楽しむ。

一番の楽しみは、読書。入院中は本がたくさん読めるので、うれしくてしかたがないという。この人の表現のおもしろさは、たくさんの読書からきているのかもしれない。

手術をすると決まったとき、がんの部分だけを小さく切り取る乳房温存療法の説明を受けたが、自ら「全部取ってください」と言って、左乳房を切除した。

終戦間際、大空さん一家は、広島市郊外にあった五日市町《いつかいちちょう》（現・広島市）に移り住んだ。五歳のとき、原爆が落ちた。お姉さんは二九歳で、胃がんのため亡くなった。お母さんは肝臓がんで亡くなった。お父さんも胃がんを経験していた。爆心地から離れていたから原爆の影響かどうかはわからないが、がん家系である。

「以前から、『がんにはなるもの。あとはどこに出るか。どこでも来い』と思っていたんです。

乳房を全部取ってしまえば、がんができる場所がなくなるから、少なくとも左側の胸にはできない。主治医には、『乳房に未練はありません。今さら水着やヌードになる仕事はないから、バッサリやってください』と言いました」

そんなことを大笑いしながら話す。すぐに仕事に復帰したかったので、時間がかかる乳房再建なんて、考えもしなかったという。

「左胸では、男の気持ちがわかる。右胸は、女の気持ち。これ、いいでしょ」

またまた大笑い。なんでも笑ってしまうのだ。

大空眞弓マジックにかかりそう。

グチをこぼすより、まず行動

その後も、次々にがんが見つかる。二〇〇一年、定期的な人間ドックの胃内視鏡検査で見つかったのは、一五ミリの粘膜内がん。内視鏡による粘膜切除を行った。

「何か生活で注意していることはありますか？」

と聞いたら、

「野菜の多い食事をとることだけは心がけています。私は何もできない人で、上手ではないんだけど、料理は苦にならないから」

ついているマネージャーが、彼女の後ろで大笑い。「本当に何もできないんですよ」と口をはさんだ。

大空さんは、高校二年生でスカウトされた。お父さんに女優になることを大反対され、勘当するとまで言われたが、やっと認めてもらい、映画に出るようになった。それからとんとん拍子でスターになり、今も舞台で大忙し。二〇一三年の一月には、テレビの二時間ドラマ、三月からは、数カ月続く大きな舞台が始まるという。

「できるだけ、いい役じゃないと嫌なの。だけど、台詞《せりふ》はあまりなくていいの(笑)。印象に残る役じゃないとダメね」

自分でも、家事に不向きな人間なのはよくわかっている。でも芝居は好きで、いい受けた仕事は絶対に穴をあけない。プロとして、「必ず評価されるような、いい仕事をする」という信念を持っている。病気のことも、とにかく徹底して検診を受け、「問題が見つかれば、あとはプロにお任せ」というのが、大空眞弓スタイルのようである。

二〇〇二年、再び胃がんになり、内視鏡で粘膜を切除。その翌年には、食道がんが見つかった。大きかったため一回では取れず、内視鏡手術を五回受けた。それでも病院は嫌いにならなかったという。

「次々にがんが見つかって、へこたれなかったですか？」

「予想外に入院期間が長くなったときもあるけれど、病院が好きなので、苦にならないのよ」

そうか、病院が好きと自分に思い込ませてしまうと、案外、病気と闘いやすくなるのかもしれない。

もう治ったと思ったら、それから六年後の〇九年、また内視鏡検査で食道がんが見つかった。このときは、内視鏡で切除するだけでなく、念のため二五回に及ぶ放射線治療を受けた。一一年にも新たな食道がんが見つかり、内視鏡手術をした。

「放射線治療のときも、ほとんど副作用がなかったの。いつもケラケラしているからか、食欲が落ちちゃうとか、気がめいっちゃうということがないんですよ」

これまたケラケラ笑いながら言う。

もともと子どものころから虚弱体質で、食欲がそうあるほうではない。だから、あまり食べられなくなっても「こんなものか」と思い、気にしないのだという。

そのうち、なんとなくまた食べられるようになる。もしかしたら、副作用が出ていたのかもしれないけれど、彼女の意識のなかでは副作用だとは思っていない。食べられないときは食べなければいい、と自然体にかまえる。そうしていれば、またそのうち食欲が戻ってくる――これもまた大空眞弓スタイルだ。

このときから、お酒はやめた。お酒と食道がんは、密接に関係している。「少量なら問題ありません。どうぞ続けてください」と主治医に言われたが、少量にするのが嫌だった。焼酎ならひと晩で八合、ブランデーならボトル一本を空けてしまうような、のんべえだ。ずっとそういう飲み方をしていたので、「少ししか飲めないなら飲まないほうがいい」と思い、潔く全部やめたという。今はまったく飲みたいと思わない。つくづく豪快な人なのである。

食事についても、何を食べちゃいけないなどとはあまり考えない。ぼくとの対談の前日は、友人と一緒にお寿司屋さんに行ったという。その友人もがんを患っていて、「魚好きだったのに、このごろ、ちっともお魚を食べたくならない」とこぼしていた。それを聞いて、「グチをこぼしてるだけじゃダメなのよ」と、無理やり連れていったという。できるだけ小さくお寿司を握ってもらうと、友人はパクパク食べた。そして、「おいしい、おいしい。こんな幸せは久しぶり」とニコニコし始めた。

大空眞弓は、優しい。天然の明るさと優しさがある。

実は、この人のお父さんが「怪物」だった。大空さんに会いたかったもう一つの理由は、お父さんの話を聞きたかったからだ。

お父さんには、いわゆる二号さん、三号さんと呼ばれる存在がいたという。ところが、大空さんのお母さんは、普通なら嫉妬《しっと》の対象となる二人の女性と、めちゃくちゃ仲がよかった。彼女たちは妊娠がわかると、必ずお母さんのところに相談に来た。お母さんは、「大切な命だから産んであげて」とアドバイスした。それだけでなく、二号さんや三号さんが出産と赤ちゃんを育てるのに追われている間、その前に生まれた子どもたちをあずかって、自分の子以上にかわいがっていたという。今でも、みんな仲がいい。

大空さんのお母さんは、お父さんより七歳年上。ほかの男性と結婚していた彼女をお父さんが略奪する形で結婚した。お母さんは学校の先生。元夫も教育者。そして、大空さんのお父さんは警察官だった。大空さんの話を聞いていると、もう笑ってしまうのである。おまわりさんが略奪婚。今だったら大変な問題になったかもしれない。

お父さんは、事業にも成功。二号さんの家に、お母さんとみんなでよく泊まりに行ったという。何がなんだかわからない家族である。

お父さんは非常に厳しい人だったが、大空さんを溺愛していた。高校二年生のとき、お父さんに芸能界に入ることを反対された彼女は、「私の人生は私が決める」と、みんなから恐れられているお父さんを完全に一蹴。女優への道を歩む。

お父さんは、亡くなる前に、お母さんも二号さんも三号さんもちゃんと生活ができるように、全部準備をして死んでいったという。大空さんは、そんな豪胆なお父さんの血を受け継いでいるような気がする。

お母さんはといえば、めちゃくちゃ優しい人だった。「人の心も、ものも、両手で包みなさい」と、よく言っていた。その教えを守り続けているという。

なんでも前向きにとらえる明るさが、免疫力を上げる

大空さんは、日本尊厳死協会に入っている。

「死ぬことなんて、ちっとも怖くない。お迎えが来たら来たで、いいの」

アッケラカンである。お葬式は、「玉子葬」と決めているという。

虚弱児だった大空さんは、幼いころ何度も死にかけた。戦争に負けてものがない時代、貴重品だった卵を食べて、なんとか生き延びたという。

「クリスチャンなので、死んだらキリスト教会で葬儀をします。普通は祭壇の中央に遺影を飾って、参列者が献花をするでしょ。でも私のときは、花の代わりに、子どものころ命を支えてくれた卵を置いていってもらおうと思ってるの。献花じゃなく、献玉ね（笑）。

お葬式に来てくださる方たちには、ゆで卵か、私の好きな蒸し卵を持って来てくださいってお願いするつもり」

一人一個、卵を持って葬儀に参列する。想像しただけで、笑ってしまう。

しかも、献玉をしたら、同時に、前の人が置いていった卵を持ち帰ってもらうという。最初の一個は、スタッフが献玉台に置いておく。そして、葬儀場の出口で、生前に自分で書いておいた挨拶状と、お清めの塩を渡すのだという。

その塩にも、こだわっているらしい。

「今のところは、沖縄の〝ウコン塩〟にしようかな、と。そのうち変わるかもしれませんけどね」

家に帰ってから、大空眞弓のことを少し思い出しながら、持って帰った卵に清めのウコン塩をつけて食べてもらうのだという。大笑いである。

六回にわたり、がんを撃退している大空眞弓。そのパワーの秘密が見えてきた。とてつもない明るさ。驚異的といっていいほどのおもしろさ。これが、彼女が病気に負けない最大の武器のような気がしてきた。

「もう、難しいことは考えないの。とにかく私は、がんができやすい体質。できやすい遺伝子があるのかもしれない。でも、そんなことはどうでもいいの。できやすい体質だからこそ、人間ドックを欠かさない。がんが見つかっても、『またか……』なんて思わず、『早めに見つかってよかった』と考える。

モグラたたきなのよ。がんの芽が出たら、ガツンとやってあげればいいの。何も怖いものはないわ」

思わず、「あっぱれ」と拍手したくなった。

どんなことも前向きにとらえようとする彼女の明るさが、免疫力を上げているのは確かだろう。

第2章
幸せホルモン、セロトニンをたっぷり出す人は生き方上手

九〇歳の人気ブロガー

二〇一二年四月から、文化放送で「日曜はがんばらない」というラジオ番組を持っている。ぼくと一緒にパーソナリティを務めるのは、NHKを定年退職しフリーアナウンサーになった村上信夫さん。毎週日曜日、朝一〇時スタートだ。長年、村上さんとNHKラジオでやっていた「鎌田實　いのちの対話」の続編のような番組。でこぼこコンビ復活である。

この番組で、九〇歳の人気ブロガーを紹介した。徳島県吉野川市に住む堀江幸子さん、通称さっちゃん。さっちゃんは、七〇歳で油絵を習い始めた。七七歳で短歌を始めた。新しいことに挑戦するのが大好き。こういう人はボケない。

逆に、出不精な人、感動することの少ない人は、ボケやすいといわれている。

さっちゃんは、絵を描き始めてから、景色や動植物に興味が向くようになったという。以前なら見過ごしていた道端の小さな草花にも、「わあ、きれい」と目が行き、気がつくようになった。こういうときに、「幸せホルモン」とも呼ばれる神経伝達物質のセロトニンが出るのだ。

さらに、八〇歳でパソコンを購入。八四歳でブログを始めた。題して、「さっちゃんのお気楽ブログ」。彼女にパソコンとブログのやり方を教えた友人の田中福子さんも、七五歳。よく、「もう年だから」とか「何かを始めるには、もう遅すぎる」なんてことを言う人がいるけれど、ちゃんちゃらおかしい。

さっちゃんはブログに、自分が描いた絵をアップし、日々の暮らしや遠い日の思い出をつづる。なんと、一日に約二〇〇〇人が、彼女のブログをのぞきに来る。うれしくなって、セロトニンと同時に、β－エンドルフィンという快感系の神経伝達物質も分泌される。小さな感動は、記憶力も高めてくれる。ボケない脳になっていくのだ。一人暮らしだけれど、たくさんの人とつながり、人生を楽しんでいる。「つながっている」ということも、心と体を元気に保つために、とても大切。

二〇一二年一〇月、さっちゃんが、それまでブログで発表した絵や文章を『また、あした。』（扶桑社）というタイトルで本にまとめたとき、ぼくは序文と帯のコピーを書かせてもらった。絵もうまいが、エッセイもいい。詩人なのである。

たとえば、夕顔のことを、こんなふうに表現する。

〈夜の花なんて　いくら美しく咲いても　良い香りを漂わせても　蝶もミツバチも訪れないでしょう　それでも懸命に美しく咲く　それが花の使命だから〉

うまい。いいこと言うなあ。

美しさや香りというのは本来、生物が子孫を残すため、自分の遺伝子を未来へとつないでいく生殖という作業をより確実に行うために、備わったものである。雄のキジやクジャクが美しいのも、雌を引き寄せるためだ。夜咲く花は、蝶もミツバチも来ないのがわかっていても、よい香りを放つ。美しい色で咲く。たぶん、さっちゃんは、効率だけが重要なのではないこと、生き物はみんな一生懸命、丁寧に生きているということを言いたいのだろう。

彼女は、自分が日常のなかで感じている孤独も、隠さず言葉にする。

〈ある日ふと　生活を止めて　見回せば　寂しさに囲まれている　自分に気づく〉

また、老いというものにも、真正面から向き合う。年をとり、もの忘れがひどくなって、大切なものを置いた場所を忘れるようになった。ひどいときは、置いたことすら忘れてしまう。けれど、そんな自分を、ブログのなかで笑い飛ばす。

置いたことすら忘れていたおいしいお菓子が偶然見つかったときには、「うれしい」と心を弾けさせる。老いのマイナスを嘆くのではなく、見事にプラスに転換させ、そこに喜びを見出す。頭と心が、実にやわらかい。

そうそう、ぼくが特に感動した表現がこれだ。チューリップの花が〈天を向いて　喉ちんこを見せて　赤も黄色も白も　ワッハッハと大笑いしている〉。ね、いいでしょ？　九〇歳の豊かな表現力に脱帽。

さっちゃんは自由を満喫している。自由と孤独は紙一重。九〇歳の人気ブロガーは、孤独を感じながら、それでもひとりで暮らすすばらしさを、きちんとわかっている。

さっちゃんは、かつて中学校で英語の先生をしていた。ぼくの臨床経験からすると、教師というのはわりとボケやすい職業の一つだ。たぶん、まじめで一生懸命な人が多いからじゃないかと思う。定年退職後、地域でボランティアをしたり、町内会などで活動したりしている人は、わりあいボケずにすむけれど、仕事一筋で趣味もなく、家にこもってしまうようだと、ちょっと危ない。特に、ひとり暮らしの場合は、さっちゃんのように日々何かに感動していることが、脳にとってすごく大事なのだ。

夫婦で生活していれば、少しボケるリスクが減る。でも、パートナーと一緒でも、たとえば奥さんがしっかり者で、夫がほかの人と会話をしているときに言葉をはさみ、本人の意見を代弁してしまうような関係は危ない。

独身の息子とお母さんのコンビも、ちょっと危険。自分たちだけの世界に閉じこもりがちなのである。とにかく、閉じこもってはいけない。年をとればとるほど、社会とつながっていることや、異性の友達がいることが大切になってくる。

定年になったら、悠々自適でのんびり家で過ごしたいなんて言わず、積極的に外に出よう。できるだけ多くの人とつながりを持とう。外に出て、人と関われば、嫌なこともあるかもしれないが、感動の種もたくさん転がっている。出不精にならないこと。そして、日々感動。これがボケ防止の秘訣《ひけつ》なのである。

九〇歳の人気ブロガーを見習って、あなたも何か始めてみてはどうだろう。

幸せを呼ぶ「食」の作法

自分の生活が充実していないとか、不幸だとか感じている人のなかには、セロトニンが十分に分泌されていない人もいるかもしれない。

脳のなかでは、ニューロン（神経細胞）のネットワークが膨大な情報を電気シグナルとしてやりとりしている。そのやりとりによって、ぼくたちの体は動いている。記憶や感情というものも生まれてくる。

ニューロンとニューロンの間で情報をやりとりするには、神経伝達物質というものが欠かせない。一〇〇種類以上あるといわれているが、今のところその働きなどがはっきり確認されているのは二五種類ほど。「やる気」を起こすドーパミン、「集中」やときには「怒り」につながるノルアドレナリンなどが有名だ。そのときの「気分」をつくっている。脳が「心」をつくるのだ。正確に言うと、脳内神経伝達物質が心や性格に影響を与えているのである。

セロトニンも、その一つ。睡眠、体温調節、ホルモン分泌などに関与するだけでなく、不安やイライラを抑えて精神を安定させたり、沈んだ気持ちを明るくしたり、穏やかな幸せ感をつくる作用があるといわれている。だから、「幸せホルモン」という以外に、「喜びホルモン」とか「癒しのホルモン」とも呼ばれているのだ。

セロトニンは、トリプトファンという必須アミノ酸からつくられる。トリプトファンが豊富な赤身の魚やチーズ、肉などがセロトニンの材料になる。ぼくは、魚とチーズは毎日、肉も週二回はしっかり食べている。

ただ、セロトニンをたっぷり分泌するために一番大切なのは、何を食べるかより、実は心がまえ。小さな感動を敏感にキャッチするアンテナが必要だ。小さな感動は、ぼくたちのまわりにいっぱい転がっている。このことに気がつくと、人生って満更でもないなと思えてくるはずだ。

料理をするとき、まな板をトントンする音に耳を傾けてみよう。隣の部屋のテレビも気にならなくなる。

セロトニン分泌のためには、テレビを一度切ってしまったほうがいいかもしれない。まわりの音が遠のき、静けさが広がる。小さな小さなトントンという音の向こうに、深い静けさが広がっていることに初めて気がつく。

耳を澄ませば、大都会のなかにだって静けさはいっぱいある。米をとぐ水の冷たさを体じゅうで感じられるようになる。米をとぎながら、ぼくは、「この米は南魚沼《みなみうおぬま》の久保田さんが送ってくれたお米だ」とか、「宮城県の障害者を支えている『虹の園』のみんながつくったお米だ」などと考える。すると、お米が輝いて見えてくる。

味噌汁《みそしる》の具はジャガイモ。子どものころからジャガイモの味噌汁が大好き。体のためにワカメを少し入れる。

ジャガイモを切るトーントーンという音、そして薬味のネギを刻む素早いトントンという音に耳を傾ける。トントンやトーントーンという音のなかに、あったかさがあることに気がついた。音に温度があるのだ。

鰹節《かつおぶし》の匂いが、あたり一面に広がっていく。匂いに輝きがあることにも気がつく。諏訪中央病院で交換手をしている森本さんからいただいた手づくり味噌を溶きながら、音に温度を感じたり、見えないはずの匂いに輝きを見たりしているうちに、ぼくの脳内のウォーミングアップが終わる。このころになると、ぼくの脳のなかでは、もうセロトニンが分泌される準備ができている。ゴトゴト、シュー。電気釜のご飯が炊けてきた。薪《まき》で炊いていたら、もっとセロトニンが分泌されるかもしれない。でも、電気釜のなかで、お米が一生懸命おいしくなろうとしている気配を感じる。

食卓でも想像力を働かせよう

今日の夕飯は、抗酸化力の強いアスタキサンチンが豊富に含まれた、うす塩の鮭《さけ》。そして、動脈硬化を防いでくれるカラフルな野菜たち。いつも、きれいな色を食べようと心がけている。ぼくが住んでいる岩次郎小屋の庭で育てたトマトやナス、キュウリ、レタス、ちょっと大人の味がするゴーヤ。

野菜や果物には、ぼくたち人間にはつくれない「ファイトケミカル（植物由来の化学物質）」という抗酸化物質が含まれている。トマトや赤ピーマンに豊富に含まれているリコピン。ナスやブルーベリーのアントシアニン、ニンジンのβ－カロテン……どれも体にいい。さらに柑橘類《かんきつるい》のオレンジ色の色素に含まれているβ－クリプトキサンチンを、野菜サラダに搾ってかける。ドレッシングは使わない。

野菜や果物がきれいな色をしているのは、太陽の紫外線から自分自身を守るためだ。渋味や苦味、香りなどの色素以外の成分も、害虫から身を守るため生み出された。それらは、光合成を行うときに発生する有害な活性酸素から身を守る武器でもある。

呼吸によって酸素を取り込んでいるぼくたちの体内でも、日々、大量の活性酸素が発生している。実は、これこそが、老化を進め、病気を引き起こす最大の原因。でも、食事によってファイトケミカルを取り込めば、人間も植物の力を借りて活性酸素から体を守ることができるのである。

鮭やカニに豊富に含まれている朱色の色素成分、アスタキサンチンもファイトケミカルで、もともとは藻に含まれていたもの。藻を食べたオキアミや桜エビなどを、さらに鮭やカニがエサにし、食物連鎖によって体内に蓄積されたのである。川を遡《さかのぼ》って卵を産む鮭のパワーにも、アスタキサンチンがひと役買っているのだ。

人間の免疫細胞は、約二兆個あるといわれている。その六〇パーセントが、なんと腸に集まっている。毎日一〇〇億個の免疫細胞が寿命を終え、また生まれて入れ替わる。腸は、活気のある命を守るセンター。腸が勝負なのだ。

腸は、細菌やウイルスに攻撃されやすい。そのため、腸に免疫の防衛センターが置かれているのだ。便秘、下痢は禁物。だから、食物繊維の豊富な食品を意識して食べるようにしている。キノコ、野菜、コンニャク、海藻。食物繊維は、腸にすんでいる善玉菌のエサにもなる。

乳酸菌やビフィズス菌、納豆菌といった、腸内環境を改善し、体にいい影響を与える微生物を、「プロバイオティクス」という。フィンランドのトゥルク大学が高齢者を対象に行った研究で、チーズのプロバイオティクスがナチュラルキラー細胞の活性を高め、免疫力向上に役立っていることがわかった。

ヨーグルトもいい。Ｒ－１乳酸菌、ＬＧ21乳酸菌、ガセリ菌などが入ったヨーグルトを食べたり、飲んだりしている。納豆や味噌、酢、最近人気の塩麹《しおこうじ》など、ほかの発酵食品も免疫力を高めてくれる。

いつも、そういうことを意識して、「食」のことを考えている。太陽や大地、自然の恵みをいただいていると意識することが大事。

自分の家のベランダでとれた野菜が体に効きそうな感じがするのは、無農薬で安全というだけではない。命がしっかり生きて成長する姿を見ているから、その命をいただいていると感じることができるのだ。

そういうときに、セロトニンがたっぷり分泌される。自分たちが大地と、この地球とつながっていると感じると、セロトニンはさらに出やすくなる。

食卓にのっているのは、丁寧に炊いたご飯、ワカメとジャガイモの味噌汁、野菜サラダ、そしてひと切れの鮭。これがぼくのディナーだ。うまい、と思って食べる。そのとき間違いなく、セロトニンが脳内に広がっていく。

食事をシンプルにすればするほど、想像力が広がる。冷凍食品のコロッケも餃子も、今日はテーブルにのっていない。キッチンも食卓も、とてもシンプル。シンプルになればなるほど、匂いや音や輝きや温度を感じられる。フランス料理のフルコースのようなご馳走《ちそう》を食べたときしか、セロトニンが出ないわけではないのだ。いや、むしろお金をかけないシンプルな食事のほうが、たっぷりと分泌される。

これから食べようとしているお米や野菜が誰によってつくられ、どんな形で今ここに存在するのかを考えるといい。セロトニンを分泌する大切なウォーミングアップになる。「つながっている」という安心感が大切なのである。

身のまわりにあるゴチャゴチャしたデコレーションをそぎ落としてみよう。匂いや音や輝きや温度を、より豊かに感じるだろう。モノの本質が見えてくる。そして、そういうときにこそ、幸せホルモンが出やすくなるのだ。

よく食べる人は元気

寿命というのは、ただ長ければいいというわけではない。「健康寿命」の大切さについて、ぼくはだいぶ前から言い続けてきた。健康寿命というのは、病気で寝たきりになったり、介護を受けたりせず、自立して健康に生活できる期間のこと。

二〇一二年に、厚生労働省は初めて日本人の健康寿命を発表した。二〇一〇年の統計から算出した健康寿命は、男性が七〇・四二歳。女性が七三・六二歳。平均寿命はというと、それぞれ七九・四四歳と八五・九〇歳（二〇一一年時点）。介護されている期間が、平均で男性九年、女性だと一二年以上もあることになる。

平均寿命を延ばすよりも、健康寿命を延ばすことが大事。長野県は男女ともに日本一、健康寿命の長い県だ。

理想は、平均寿命と健康寿命がぴったり一緒になること。「ピンピンコロリ」

という標語があるけれど、死ぬ前の日までピンピン元気に過ごし、そのときがきたらサッとあの世に行けたらいいな、といつも思っている。

「やせ」より「ちょい太《ふと》」のほうが元気で長生き

健康寿命について考えるたび、ある女性の笑顔が頭に浮かぶ。一九一八年生まれの生活評論家、吉沢久子《よしざわひさこ》さん。

「日曜はがんばらない」というラジオ番組のゲストに、吉沢さんを招いた。雑誌で対談をしたこともある。いつ会っても、すこぶる元気。何度か一緒に食事もしているが、九〇代半ばだというのに、一四七センチの小さな体で実によく食べる。しかも、おいしそうに食べる。

レストランでビュッフェスタイルのランチをご一緒したときのこと。ぼくがとろろかけご飯とおからを食べていたら興味を示し、すでにけっこう召し上がっていたのに、「それ、いいわね、おいしそう」と、いそいそ取りにいった。吉沢さんの「ピンピン」は、とにかくすごい。「コロリ」は、まだまだずいぶん先のような気がする。

ピンピンお元気な吉沢さんは、体重が七〇キロあるという。失礼ながら、ＢＭ

I（ボディ・マス・インデックス）という世界じゅうで使われている測定法で、肥満度を測らせていただこう。体重（kg）÷身長（m）÷身長（m）で、BMIが出る。吉沢さんは身長一四七センチ、一・四七メートルだから、三二・三九。日本肥満学会の判定基準だと「肥満2度」、中程度の肥満ということになる。

BMIは、一八・五以上二五未満が「普通体重」。一八・五未満は「低体重」で、死亡率が高くなるといわれている。日本肥満学会は二五以上を「肥満」としているが、欧米では二五以上三〇未満は「過体重」、三〇以上が「肥満」だ。

アメリカの疾病対策センターが二九〇万人を対象に行った調査によると、「普通体重」グループより「過体重」グループのほうが、死亡リスクが六パーセント低かった。日本でも、厚生労働省研究班が約四万人を対象に一九九〇年から一〇年間追跡調査したところ、男性の場合はBMI二三〜二六・九の、ちょっと太めのグループが一番死亡率が低い。

今、ぼくのBMIは二六・九。まさに、ちょい太である。おいしいものを無理にがまんしない。おいしいものを食べて「うまい！」と思ったときに、セロトニンが出る。セロトニンをたくさん出している人のほうが、勝ちなのである。気持ちがうつうつとしない。結果として、元気で長生きになる。ちょい太でいいのだ。

セロトニンは心の健康を守ってくれる。だから、「ハッピー・ホルモン」とか「幸せホルモン」と呼ばれているのだが、正確に言うとホルモンではなく脳内神経伝達物質。不安を抑えてくれる物質である。脳内でセロトニンが分泌されると、交感神経を少し刺激し、爽快《そうかい》な気分をもたらしてくれる。「もっと、もっと」と、さらなる快感を得ることを促すドーパミンの暴走も、セロトニンが抑制してくれる。ギャンブル、買い物、アルコールなどの依存症を防いでくれるのだ。

脳内神経伝達物質と呼ばれてはいても、実はセロトニンの多くは小腸でつくられ、九〇パーセントぐらいが腸に存在している。食べるということがどんなに大事か、このことからもわかる。食べて感動して、おいしいと思うときにセロトニンが分泌されやすいのだ。

脳に存在するセロトニンは一、二パーセントにすぎないが、このわずかなセロトニンが精神的安定に大きく関係している。

ぼくは四〇代後半でパニック障害になった。脳内のセロトニンが不足していると思った。小さな感動をするようにした。すると、パニック障害は再発しなくなった。うつ病の人も、セロトニンの量や働きが極度に低下するといわれている。

セロトニンは、質の高い睡眠をもたらしてくれる物質でもある。

人間をはじめ地球上の生物は、いくつもの体内時計を持っている。そのうち最もよく知られているのが、約二四時間周期の「サーカディアン・リズム（概日リズム）」。理化学研究所は、このサーカディアン・リズムがセロトニンによってコントロールされていることを、アメリカの科学雑誌に発表した。

セロトニンをしっかり出せる人たちは、いい睡眠をとれる。同時に目が覚めているときには、しっかりと覚醒し、バンバンいい仕事ができるという。そういう生活リズムにもセロトニンが関係していることが、だんだんわかってきた。

吉沢久子さんは、ちょい太どころか、おお太だ。でも、セロトニンを出す名人。おいしいものを食べるのが大好きで、実にいい笑顔をする。いつも楽しそうで、一緒にいると、こちらまで楽しくなる。そこに、彼女の元気の秘密があるような気がする。

食べることに関心がなくなると体も衰える

吉沢さんは少し肥満度が高いけれど、彼女が心がけていることは、健康寿命を延ばすという点で非常に優れている。たとえば、栄養学を勉強し、大事な注意点をしっかり守っている。「食べたいものを自分でつくりたい」という姿勢もいい。

できるだけ人を頼らず、自立していようとする精神は、頭や体にもいい影響を及ぼすはずだ。

「元気でいるためには、食が大きなポイントになります。エネルギーを入れなければ、パワーは出ません。食べることに関心がなくなったら、体も衰えてしまうでしょう。私は食べるのも、つくるのも、大好き」

ほぼ毎朝、ホウレンソウをゆでて、バターで炒める。その上に半熟卵をのせていただくという。卵を崩しながら一緒に食べると、おいしい。吉田茂元首相が愛していたメニューだ。普通、高齢者の場合、ホウレンソウのおひたしになりそうなのに、九〇歳を超えた彼女が、バターで炒めて半熟卵をのせて、というのが実にいい。

猿人から原人、ホモサピエンスへと進化していく過程で、脳は三五〇ccぐらいから一四〇〇ccぐらいに肥大していった。それには食事が大きな影響を与えている。木の実や果実を主に食べていた我々の祖先は、肉や骨髄を食べるようになったことで脳が少しずつ大きくなり、ほかの哺乳類《ほにゆうるい》との違いが際立つ進化の道筋をたどっていったという。脳の働きをよくし、認知症にならないためにも、脂《あぶら》は大事。それも、いい脂をほどほどにとることが大事なのだ。

吉沢さんは、マーガリンではなくバターにしている。これがキーポイント。かつて、植物性脂肪からつくられるマーガリンは、動物性脂肪のバターより健康にいいと思われていたが、心筋梗塞などのリスクを高める恐れがあるトランス脂肪酸が含まれていることがわかった。かえってバターのほうがいいのである。

自分で漬けた梅酢ショウガも毎日食べている。これもすごい。ショウガは新陳代謝を活発にしてくれるうえ、アディポネクチンという、体にいい役割を担っているタンパク質の量を増やしてくれる。脂肪細胞から分泌されるアディポネクチンには、糖尿病や動脈硬化などの生活習慣病を予防する作用があるといわれているのだ。

肉や魚もよく食べるが、その三倍野菜を食べるよう、いつも心がけているという。レモン汁で和えたキャベツのコールスローも、毎日、食卓に登場する。うーん、なかなか大したものである。アメリカ国立がん研究所は、がん予防に有効と考えられる約四〇種類の野菜を「デザイナーフーズ」の名で紹介している。キャベツとショウガは、そのなかで最も効果が高いとされるグループに属しているのだ。

吉沢さんは、二七歳のときの日記を持っているという。見せていただいて、驚いた。その日、食べたものが実に細かく書かれている。たとえば、第二次世界大戦末期、おばさんの誕生日には、フキ、タケノコ、パセリ、ソラマメの初どり、ゴボウ、ニンジン、そして配給のイワシ缶詰。これは、年に一度の特別なお祝いの食事だったようだが、食糧難のなか、野や山に食材をとりに行き、少しでもおいしいものを食べようと必死になっていたことがわかる。その体験はきっと、彼女が人生を生き抜く力になったはずである。

敗戦間際の七月、一軒に一匹ずつ身欠きニシンが配給されたときは、野菜をたくさん入れてしょっつる汁風に仕立て、家族みんなでいただいた。八月、お昼ご飯にドジョウインゲンのゴマ和えをつくっていた最中に、空襲警報が鳴り始めたこともあった。「このまま死んだらもったいない」と、防空壕《ぼうくうごう》に避難する前に、ゴマ和えを食べたという。

こういう人が長生きをする。空襲からは、もちろん逃げなければならない。でも、食糧のない時代なのだから、せっかくつくったゴマ和えをちゃんと食べてから逃げる。この順番をジャッジする能力が、まさにジャストミートだと思う。

健康で長生きするためには、こんなふうに肝っ玉が据わっていることが大事なんだ。ストレスだらけで交感神経がパンパンに緊張していたはずの戦時下にあって、たくましく、しなやかに生きている。

毎日の小さな感動が大事

日記には、こんな記述もある。

空襲のあとで、アメリカ軍の爆撃機Ｂ29が一機、帰還せずに上空をウロウロ飛び回っていた。近くの高射砲陣地から撃った砲弾が命中したらしい。そのＢ29は、やがて力尽き、墜落していった。それを見ながら、立場は違っても同じ人間として考えると気持ちが沈んだ、と吉沢さんはつづっている。アメリカを憎むことばかりに国民の気持ちが向けられすぎているのではないかしら、とも……。

つらい生活を強いられながら、敵であるアメリカ兵の身を思いやる。これは、なかなかマネのできないことだ。敵を憎めと教え込まれれば、ほとんどの人が憎んでしまうものなのだから。

ぼくが訪ねたパレスチナ難民キャンプの学校では、子どもたちにイスラエルに対する憎しみを教えていた。「やられたら、やり返せ」と。その学校には、定年退職した日本人の元教師たちがシニア・ボランティアで来ていたが、難民キャンプの子どもに情操教育をするのはとても難しい、と口々に言っていた。

戦争中の日本でも、鬼畜米英という言葉が示すように、敵を恐れ憎むよう誘導されていた。実際、空襲で毎日のように多くの命が失われていた。そんななかにあって、墜落していく爆撃機に乗っているアメリカ兵を思いやれるのは、すごい。

九五歳の今も、吉沢さんは自分で買い物に行ったり、郵便局にハガキを出しに行ったり、ショッピングカートにつかまりながら、できるだけ歩くようにしているという。

「年を重ねるごとに、体が衰えていくのはやむを得ないけれど、それを遅らせることはできます。そのためには、意識して体を動かさないと」

歩きながら、景色や草花を見て「きれいだな」と思うようにしているともいう。この小さな感動も、脳内にセロトニンを分泌させる大きな要因になっていると思う。

吉沢久子さんとお会いしたときに、カタログハウスの「一〇年日記」の話をした。一ページに同月同日の記録を一〇年分つけられるようになっている日記帳だ。九〇歳を過ぎた人に一〇年日記をすすめるなんてと思う人もいるだろうが、ぼくはとてもおもしろいと信じているのである。聖路加国際病院名誉院長で一九一一年生まれの日野原重明《ひのはらしげあき》先生にも、四年ほど前にプレゼントした。テレビを観ていたら、その一年後、日野原先生が、お元気だったころの森光子さんに同じ日記帳をプレゼントしておられた。

吉沢久子さんも、ある雑誌で、「鎌田先生にすすめられた一〇年日記を愛用している。感動を書き留めたりするのに、とても便利」と語っていた。

吉沢さん、よくわかっている。なんてこともない毎日だって、小さな小さな感動がいっぱいある。でも、日々の小さな感動は忘れやすい。そこで彼女は、一〇年日記に書き留める。忘れないように。思い出して、繰り返し感動を味わえるように。

おいしいものを食べたとき、きれいな風景を見たとき、見知らぬ誰かの親切に出会ったとき、その喜びを記録しておくことが大事。それもまた、日野原先生や吉沢さんのような超元気スーパー高齢者になるための優れた技術なのかもしれない。

スイスのチューリッヒ大学の研究で、脳内のセロトニンが、怒りのコントロールに影響を与えるメカニズムが明らかになった。セロトニンの量が低下すると、攻撃性や恐怖に関わる脳の扁桃体《へんとうたい》という場所と、理性と抑制に関わる前頭葉の連携が弱くなり、怒りを抑制しにくくなるというのだ。

吉沢さんは、つらい戦争中も、年をとって体が徐々に不自由になってきてからも、日々の小さな感動を絶やさないことでセロトニンをたっぷり出している。だからこそ、自分の住む街を爆撃している敵のアメリカ兵に対してさえ、人間としての共感を抱くことができたのだろう。

吉沢さんが六六歳のとき、文芸評論家だった夫、古谷綱武《ふるやつなたけ》さんが亡くなった。お子さんはいないので、それからずっとひとり暮らし。でも、明るく思いやり深い彼女には、友達がたくさんいる。

「多めにつくった料理を『ちょっと食べてみない?』と気軽に言える〝おすそ分け友達〟や、外に食べに行きたいときつき合ってくれる〝食べ友達〟……。ひとり暮らしの身には、おいしいものを一緒に味わえる友達が絶対に必要です」

人を大事にするから、人からも大切にされる。幸せホルモンのセロトニンをたっぷり出していることが、吉沢久子という人の健康と長生きを守っているのではないかと思った。

ぼくは吉沢さんに、日に当たりながら散歩をし、ところどころで一センチぐらいかかとを上げて足をドンと落とす運動をすれば骨粗鬆《こつそしょうしょう》症予防になる、とアドバイスした。さらに、料理をしているときシンクにつかまりながら、ゆっくりとかがみ込むカマタ流「がんばらないスクワット」をすれば、膝に負担をかけず太《ふと》腿《もも》の筋肉を鍛えられ、転びにくくなる。

運動が免疫システムに大きな影響を与えるということが、いろいろな研究から明らかになってきた。激しい運動は、ナチュラルキラー細胞などの数や機能を低下させ、免疫力を下げてしまう。しかし、軽い運動を継続的にやっていると免疫力が上がり、風邪をはじめ、病気の発症頻度が減少するという。運動することで、がんと闘ってくれるナチュラルキラー細胞が活性化し、大腸がんの予防になる。肺がんや乳がんに対しても、予防の可能性があるといわれている。

年をとったから運動できないなんて考えて、家にこもりきりにならないことが大事。軽い運動でも続けていれば、風邪にも、がんにもなりにくいのである。

ただし、がんばりすぎはよくない。吉沢さんは、「がまんしない」テクニックもお持ちのようだ。握力が落ちて雑巾を絞るのが大変になったので、キッチンペーパーをいろいろなところに置き、汚れを見つけるとサッと拭いて捨てるようにしているという。

「ひとり暮らしだと、どうしてもだらしなくなりがちでしょ？　慎みを忘れないためにも、健康のためにも、自分でやれることはなんでもやるようにしています。

そのおかげで、どうすれば年老いた体でもできるかと、いろいろ考えるようになりました。

年をとると、何事も若いころのようにはいかないけれど、マイナス面ばかり考えてもしょうがない。それより、自分ができることに目を向けたいですね」

なんとも前向きなのである。もちろん、ひとりで暮らす寂しさや不安はあるだろう。でも、ひとり暮らしだからこそのよさがあるのだと、ニコニコしながら語る。

「かつては、おばあちゃま——夫の母のお世話で、夕日を眺める余裕なんてありませんでした。それが今は、夕日を楽しむことも、花を楽しむことも、音楽を楽しむこともできる。正直言うと、夫も手がかかって大変だったの」

ペロッと舌を出して、微笑《ほほえ》んだ。庭に植えた花の手入れをしながら、夕日を眺める。好きな音楽に身をゆだねて、ゆったりとくつろぐ。そんな時間には、間違いなく副交感神経が刺激されているに違いない。

新しい「脳内革命」が必要だ

吉沢さんのように、ひとり暮らしを元気に楽しんでいる高齢の女性は多い。ちょっとおもしろい統計があるので、ご紹介しよう。配偶者の有無によって五〇歳時点での平均余命がどう変わるかを算出した、「国立社会保障・人口問題研究所」のデータである。

平均余命が最も長い、つまり長生きする可能性が高いのは配偶者がいる人で、男性が二九・六一歳、女性が三五・七三歳。それに比べ、五〇歳まで未婚だった人の余命は、男性で七・八三歳、女性で七・五六歳短い。

パートナーと死別したり、離婚した場合も余命が短くなるのだが、ここで男女差が顕著に表れる。妻に先立たれた男性の余命は二六・四〇歳で、夫に先立たれた女性の余命は三四・〇七歳。配偶者がいる人との差は、それぞれマイナス三・二一歳と一・六六歳だから、男性のほうが影響が大きいのである。ちなみに、死別ではなく離婚した男性はマイナス八・七六歳と、ずっと未婚だった場合より余命が短くなってしまう。

パートナーがいるということが心身の健康にとっていかに大事か、この統計は明確に示している。と同時に、男性より女性のほうが精神的にタフだということも。

では、どうして女性は、パートナーがいなくなったあとも元気で長生きできるのか。女性のほうが地域社会に溶け込み、さまざまなつながりを持っているということが大きいだろう。ご近所づき合いや友達との関わりが男性より密だし、子育てが終わったころからボランティアなどを始め、ネットワークを広げていく人も少なくない。孫の世話などで、肌と肌の触れ合いもある。

一方、男性は奥さんがいなくなると、得てしてスキンシップやコミュニケーションの機会が減ってしまう。仕事人間だった場合は特に、リタイア後、孤立化してしまいがちだ。男だって、できるだけ孫の面倒を見たりすればいいのだけれど、苦手意識があるのか、なかなかやろうとしない。

それらが大きな要因となって、パートナーと死別・離別した男性には、自殺する人や肝疾患で亡くなる人が著しく増えるという。生きる目標や生活の潤いをなくし、生きていてもしょうがないと命を絶ってしまったり、お酒に走った果てに肝臓を病んでしまったりするのだろう。

だから男性こそ、本当の意味での「新・脳内革命」が必要なのだと思う。日々の暮らしのなかで、セロトニンのような健康にプラスの作用を持つ神経伝達物質が出る時間を、どうやって増やしていくか。それを模索することが、新しい脳内革命だ。

まずは吉沢久子さんを見習って、生活のスタイルを変えることから始めてみよう。神経伝達物質が心の一部をつくっているわけだから、生活のスタイルを変え、幸せホルモンのセロトニンを増やせば、「心」が変わる。すると発想の転換が起き、さらにセロトニンが分泌されやすいような生き方に変わっていく。「性格」が変わる。いい循環が起き始める。結果として、「人生」が変わる。

吉沢さんは言う。

「年をとるって、本当におもしろい。この年にならないとわからないことも、たくさんあるから、毎日が新鮮なんです。

背負ってきた荷物をうまく手放せば、下り坂の眺めもけっこういいものですよ。最期の日まで、無理なく素直に自分らしく生きていくのが一番いい」

う～ん、深い。吉沢さんは最後に、溌剌《はつらつ》とした笑顔でぼくを激励してくれた。

「鎌田先生には多くの方の健康寿命を延ばすという大切なお仕事があります。まだお若いのですから、ぜひがんばってください」

納得。長野県の「健康寿命日本一」で満足しないで、日本全体の健康寿命を延ばしたい、と思った。

健康寿命を延ばし続けている九五歳の大先輩に、脱帽！

そよ風になって旅に出る

ぼくは一カ月に一回ぐらい、自分にご褒美をあげる時間をつくるようにしている。旅に行くことが多い。講演でどこかを訪れることもあれば、病気や障害を抱えた人たちと一緒にボランティアで旅行することもある。国内だけでなく、海外の国々へ旅することもある。

旅の間、緊張で交感神経がパンパンに張らないよう、できるだけ気をつけている。一日のなかで、リラックス神経と呼ばれる副交感神経が優位になる時間をつくったり、小さな感動をしながら幸せホルモンのセロトニンを分泌したりすることが、生き方上手につながるのだと思っている。

ぼくの旅は、特に外国に行くときは緊張の連続だ。チェルノブイリの放射能汚染地帯や、頻繁にテロが起こるイラクとシリアの国境沿いの難民キャンプを、病気の子どもたちの診察のため、ときどき訪れる。世界で最も危険といわれているパレスチナのガザ地区に行ったときは、イスラエル兵に銃で脅かされた。当然、交感神経がパンパンに緊張する。

だからこそ、上手に副交感神経にチェンジしたり、セロトニンを分泌するよう心がけているのだ。

たとえば、チェルノブイリに行く途中の大平原で一本の木を見つけ、思わず心奪われたとき。その一本の木に、「寂しそうだな」「でも、たくましいな」などと感じながら、勝手に物語を思い描く。

あるいは、イラクとシリアの国境沿いの難民キャンプ、アルワリードへと向かうとき。シリア砂漠のなかに遺跡があることを知ると、旅の途中で寄り道し、一七〇〇年前に栄えたという町の賑わいを想像しながら遺跡の一角にボーッと座り込む。

すると、脳と体が緊張から解き放たれ、副交感神経の時間に切り替わる。ぼくの命を守ってくれる時間だ。こういう時間があるから、また交感神経を張り詰めて、バリバリ働くことができるのである。

旅をするとセロトニンが増える

「旅に行くとき、どんなものを持っていきますか?」とよく聞かれる。以前は、「カメラと、詩集と、携帯用のお箸」と答えていた。

ぼくは、毎日新聞や週刊ポストで連載をしている。そのエッセイを書くために、旅で偶然出会った景色、人、もの、食を忘れないよう、カメラに収める習慣がついた。

旅先で愛用しているお箸は、「ナマケモノ倶楽部」のリーダーで明治学院大学教授でもある文化人類学者の辻信一さんからいただいたもの。ナマケモノ倶楽部といっても、もちろん怠け者たちの集まりではない。地球に優しいスローライフの提案と実践、世界の環境活動の支援などを、自分たちも楽しみながら行っている肩の力の抜けたNGOである。

辻さんが持っていた携帯用の折りたたみ箸を褒めたら、

「ぼくの使っているものでよければ、プレゼントします。外国に行ったとき、便利ですよ。国内でも、できるだけ割り箸を使わないであげてください」

と言って、くださったのだ。もらった以上は、持ち歩こうと思った。本当は、もうちょっと美人が使ったお箸をもらいたかったのだが、そんなワガママは言えない。

旅先では、その土地の人にB級グルメのおいしい店や落ち着ける喫茶店を教えてもらい、ぶらっと訪ねることも多い。居心地のいい喫茶店を見つけると、そこでお気に入りの詩集を広げ、ときおりボーッとしながら一時間ほど過ごす。各駅停車の電車に揺られながら旅をし、詩集を読む時間は、ぼくにとって何ものにも代えがたい贅沢《ぜいたく》な時間になっている。

東北の海岸沿いの、ひなびた食堂に入ったときのこと。ヒラメの漬け丼という品書きがあった。値段も安い。東京なら目の玉が飛び出すほど高いだろうな、と思いながらひと口ほおばると、これがたまらないうまさ。

「おばちゃん、うまい！」

思わずスットンキョウな声が出てしまった。

「そうかね、そうかね」

おばちゃんはうれしそうに、頼んでもいない煮物やお新香まで持ってきてくれた。東北の人は優しい。贅沢なランチになった。

なんでも「うまい、うまい」と食べるぼくを、おばちゃんは気に入ってくれたみたいだ。「ここも見といたほうがいいよ」と、ある場所を教えてくれた。半信半疑でその場所を訪ねると、山一面が菜の花で真っ黄色に覆われていた。地元の人たちが自慢にしている、観光地化されていない風景。ぼくはその風景にすっかり魅せられ、おばちゃんのヒラメの漬け丼との出会いに感謝した。

食べるときは必ず、「おいしいな」と思う。その食材を育てた人、海や山からとってきた人、料理をつくった人のことを想像しながらいただくと、よりおいしく感じる。

おいしいものを食べると、セロトニンが出る。美しい景色を見たり、旅先で出会った人に親切にしてもらったり、いい話を聞いたりしたときも、セロトニンはたくさん分泌される。

旅が心を揺り動かし、感動が脳内の神経伝達物質を増やす。そして、ぼくたちの体を元気にしてくれる。心と体は密接につながっているのだ。

永六輔さんから教えられた「旅の極意」

二〇〇九年ぐらいから、ぼくの大切な友人でもある永六輔《えいろくすけ》さんの滑舌が悪くなり始めた。「何を言っているかわからない」と、永さんが長年パーソナリティを務めているラジオ番組のファンから、ぼくに報告がくるようになった。

　その後、永さんは東京から諏訪中央病院まで、わざわざ何度も足を運んでくれた。前杏林《きょうりん》大学教授で神経内科が専門の赤井淳一郎先生のところに通ってもらった。その後、通うのが大変になり、東京のパーキンソン病の名医を紹介した。東京都保健医療公社荏原《えばら》病院の臨床試験管理センター長（当時）、横地正之先生。横地先生のおかげで、永さんの歩きっぷりがしっかりし、転ばなくなった。滑舌もよくなり、「永さんの言っていることがわかるようになった」と、うれしい声が届き始めた。

　ところが、せっかく具合がよくなりかけた矢先、家でズボンをはこうとして転び、大腿骨の頸部《けいぶ》を骨折してしまった。

　入院中、永さんは、病院にいるのか、ラジオの収録スタジオにいるのかわからなくなった。夜じゅう、病室からラジオ放送をしてしまう。せん妄状態に陥っていたのである。

　飛んで行った。永さんに活を入れられるのは、ぼくぐらい。永六輔は偉すぎて、みんななんとなく……。だから、ぼくが言うしかないな、と思った。

「永さん、ダメです。しっかりしないと。ここが大事なところ。大腿部を骨折しても、またしっかり歩けるようになります。せん妄なんか起こしてちゃダメです」

そう気合を入れた。永さんにこんなことを言っていいのかな、とちょっとビクビクしながら。

「まあ、いいや。あとで元気になったとき、お目玉を食らうかもしれないけど、言うべきときに言わなくちゃ」

そう思って、失礼を顧みず叱咤《しった》激励し続けた。

不思議なことに、永さんはその日からシャンとし始めて、一気にせん妄状態から脱出。ご飯も食べられるようになり、歩行訓練のリハビリが成功していく。

もっとも、その一時的なせん妄状態を除けば、永さんの頭はいつでも鋭かった。パーキンソン病で滑舌が悪くなり、しゃべるスタイルがフガフガになっていたときだって、ぼくは彼に刺激されっぱなしだった。

旅の名人でもあった民俗学者、宮本常一《つねいち》の話をしてくれたことがある。永さん自身も旅の名人。その永さんが敬愛してやまない人だ。

「宮本常一さんはね」

と、永さんは切り出した。

「旅の極意は、そよ風になること。そよ風のように人の暮らしに入っていくのが一番いい旅だ、と教えられたんです」

そよ風になる。いい言葉だな。

宮本常一から永六輔へ。そして、ぼくは勝手に、永六輔から鎌田實にバトンが渡された、と思った。

旅先でそよ風になると、新しい発見がある

それ以来、旅に何を持っていくか聞かれると、こう答えるようになった。

「カメラと、詩集と、そよ風」

感動に出会いたいなら、旅に出よう。お決まりの観光コースに乗っかってもいい。団体旅行でもかまわない。

ただ、誰かがつくったプログラムだけに頼りきらないで、少しの間でいいから、そよ風になってみよう。どんな団体旅行でも、一時間ぐらいは自由時間がある。みんなと離れて、その一時間だけ、そよ風になって路地裏を吹き過ぎてみたらどうだろう。誰も見つけられなかった新しい発見があるかもしれない。

好奇心をぎらつかせてなんでも見てやろうとすると、警戒されて門を閉ざされ、

そこにある自然な暮らしが見えなくなってしまう。でも、できるだけ何も背負わず、気負わず、そよ風のように一人の人間としてふらっと訪ねていくと、不思議なほど懐深く迎え入れてもらえることがあるのだ。

ぼくはときどき、チェルノブイリ原発事故の汚染地帯に子どもたちの診察に行く。日本からベラルーシのある村を訪ねたときのこと、ぼくたちの姿を見て手招きし、家に来るよう誘ってくれたおばあちゃんがいた。

「私たちの国の子どもを助けに、よく来てくれた」

そう言いながら、土地のごちそうをいっぱい並べて、もてなしてくれた。

おばあちゃんの家は貧乏そうだった。一つしか部屋がない。玄関のドアを開けると、おじいちゃんとおばあちゃんのベッドがあり、暖炉がある。暖炉の横にキッチンがあり、テーブルが置かれていた。

そのテーブルいっぱいに、ごちそうを並べて、もてなしてくれた。おばあちゃんの気持ちがありがたかった。

「チェルノブイリの子どもたちを助けに行く」と、ぼくの肩に力が入っていたら、おばあちゃんはぼくを招待してはくれなかったんじゃないだろうか。放射能の汚染地域で、ぼくがパンパンに緊張していたら、声もかけにくかったんじゃないだろうか。

汚染地のものは食べないと、日本から即席ラーメンなどを大量に持ち込んでいたグループもあった。でも、ぼくはいつも、できるだけその土地に溶け込みたいと思っている。肩の力を抜いて、そよ風のようであろうとしたから、おばあちゃんは「なかへお入り」と招き入れてくれたんだと思う。

おばあちゃんが、ぼくに一番食べさせたかったのはキノコスープ。放射能汚染が一段とひどい森からとってきたキノコには、かなりのセシウムが含まれている。ぼくたちには、それがわかっていた。

放射能は嫌い。だからこそ、世界じゅうのどこでも二度とこんなことが起こらないように、チェルノブイリの汚染地帯に通ってきたのである。でも、おばあちゃんの気持ちがうれしくて、キノコスープをいただいた。

一回食べただけで、具合が悪くなることなんてほとんどない。「おいしい、おいしい」と言いながらスープを飲み干したぼくの脳のなかでは、セロトニンがたくさん分泌されていたはずだ。

あれからもう一五年ぐらいたつが、おばあちゃんはぼくたちの姿を見かけると、いつも必ず家に招いてくれる。まるで家族を迎えるように、遠い日本からやって来るぼくたちを待っていてくれる。

そよ風になって汚染地帯を回り、おばあちゃんと同じ食事をするという体験は、ぼくに元気をくれた。ベラルーシやイラクで、さらなる医療支援活動を行う力につながっていった。


ぼくは旅が好きだ。きっと、いくつになっても旅を続けるだろう。旅はいくつになってもできる。病気や障害があっても、楽しめる。

これからもぼくは、カメラと詩集とそよ風を持って、旅に出ようと思っている。一年の間に何回か、セロトニンをあふれるほど出すために。そして、副交感神経の時間を上手につくるために、旅に出る。

がんになったら、わがままになれた

日本人の二人に一人ががんになり、三人に一人はがんで死んでいく。平均すれば、家族のなかに一人は、がんを患う者がいる時代になってしまった。そんな時代に、がんとどう向き合えばいいのか。

目には見えない「命を守る三つのシステム」がある。まず、自律神経の副交感神経が大事。二つ目は、免疫システム。笑うことや希望を持つことで、ナチュラルキラー細胞が増えることがわかってきた。三つ目は、ホルモンや脳内神経伝達物質。なかでも心に作用する化学物質を、どんなふうに利用していけば上手にがんと闘えるかを探っている。

内澤《うちざわ》旬子《じゅんこ》さんというイラストルポライターがいる。日本各地、世界各国を旅し、緻密なイラストを盛り込んだルポルタージュを書く。世界の屠畜《とちく》現場を徹底取材した『世界屠畜紀行』（解放出版社）で大いに話題を呼んだ。

　そんな彼女も、少し前までは、生活するのがやっとのフリーランス。月々の収入が一〇万円を切ることもざらだったという。

　四六歳、なかなかの美人。身長は一七〇センチ以上あるのではないだろうか。すらりとして、スタイルもいい。ただ本人いわく、人見知りで人づき合いが下手。そのため、仕事がまったく回ってこないこともあった。

　二〇〇五年、左乳房にしこりができ、粘液を大量に含むタイプの粘液がんと診断された。部分切除を行った。ほかにも小さな腫瘍が残っていた。医師にホルモン療法をすすめられたが、治療しても効果が確実でないのなら、お金がないからやめておこうと思ったという。貧乏が決断に影響したとはいえ、スパッとした強い意思がある人でもあるのだ。

「私は、がんという致死性の病気を、今の人生の膠着《こうちゃく》状態を断ちきるものとして歓迎しました」

　エライことを言う人だ。

　なるがまま。あるがまま。がんを恐れすぎていないのがいい。

　今までだって生きるのは大変だった。だから、がんになったことをマイナスにとらえるよりも、膠着状態から脱する転機と考えてみようとしたわけだ。すごい。こんなふうに思えるかどうかで、病気との向き合い方も、その後の人生もずいぶん変わってくるのではないか。

がまんをやめたら人生が好転した

実はこのあと、反対側、右の乳房にもしこりができてしまう。大きなしこりだけを取り、取り残したしこりが成長しないよう、今度はホルモン療法を行った。乳がんは、女性ホルモンのエストロゲンによって悪化する。そのため、エストロゲン分泌を抑える薬剤などを投与するのだが、副作用で耳の具合がおかしくなったり、のぼせがひどくなったりし、薬がまったく飲めなくなったという。

結局、二〇〇七年一二月に全摘出手術を行った。両方の乳房を切除したのである。薬は明らかに効いており、しこりの成長は止まっていた。しかし、ホルモン療法の副作用が耐えられなかったので、「切っちゃえ、切っちゃえ」と自分から医師に全摘を申し出たという。

「人それぞれだろうけど、私は乳房に対する思い入れがあんまりなかった。温存して、いつ再発するかもしれない爆弾を抱えていたくない、という気持ちもありました。乳首がなくなるのは、さすがにショックでしたが」

全摘をしたあと、医師から乳房にシリコンを入れる再建手術をすすめられた。しかし、主治医がほかの病院に移り、引き継いだ医師が経験不足だったため、術後のアフターケアが十分になされなかった。

「だから、私の乳房は右と左で上下に少しズレているんです」

と笑う。

「内澤さんは、アッケラカンとしてますね」

ぼくが驚くと、

「気にしてもしょうがないですから」

なんとも潔いのである。

手術のあと、経過が悪くて長く歩けず、しばらく取材ができなかった。そのため、さらに困窮してしまったという。しかし、がんの手術を行ったことによって、アトピー性皮膚炎や低体温といった、それまで彼女を悩ませていた持病が少しずつよくなり始めた。内澤さん自身は、それを「自律神経の問題」と分析している。

「体調の悪さの半分ぐらいはストレスだったのかもしれません。それが、がんになって開き直ったことで解決されていったんじゃないでしょうか。

私は、あまり他人に気を遣う人間だと思われていませんが、それでも自分なりに気を遣ってはいました。『これはできません』というようなことが、なかなか言えなかったんです。そのせいで、ストレスをためていた部分もあったんでしょうね。そういうしがらみを、『私はがんですから』と、お断りするようになりました。ちょっと嫌なもの、ちょっと面倒なもの、ちょっと煩わしいものを全部切ってみたら、ものすごくさっぱりしました（笑）」

アメリカの医師や心理学者たちが、性格と病気との関連について研究している。それによると、まじめで責任感が強く、人に気を遣って自分の気持ちを抑え、いろんなものを背負ってコツコツ一生懸命やるタイプは、「タイプC」に分類され、がんになる人が多いという。がまんしないことが大事なのだ。

反対に、アクティブで競争心が強く、人を攻撃しながらエネルギッシュに仕事をどんどんこなすタイプは、「タイプA」と呼ばれ、心筋梗塞や脳卒中など血管性の病気を起こしやすいことがわかっている。

内澤さんはタイプCだったのだろう。そういう性格傾向も、がんになった理由の一つだったのかもしれない。

自分の気持ちを抑えがちだった内澤さんが、がんになって開き直り、生活を変えた。嫌なものは嫌と言えるようになった。タイプCから、マイペースで言いたいことが言える「タイプB」的な人間に変わった。

言い換えるなら、自分に正直に、ワガママになった。このワガ・ママ、我がままがいいのである。自分を殺して生きていくのが、体にいいわけがない。

ぼくはたぶん、タイプB。さらに、血液型もB型。がまんしないのだ。

内澤さんも、ワガ・ママを通し、自分の気持ちを率直に伝えるようになったら、急に仕事が増えたという。それも、裏方のライターの仕事ではなく、やりたい仕事や、自分の名前を前面に出してできる仕事が。

体が気持ちいいことをしたいとヨガを始めたのも、効果を生んだ。腹筋と背筋がついたら、腰痛も改善された。自律神経や免疫力のバランスがよくなって、アトピーが治り、体調もさらによくなってきた。アレルギーや、リウマチをはじめとする膠原病は、免疫反応が強すぎるために起きる。ほどほどがいいのだ。

体の調子がよくなるのと同時に、「情熱大陸」という番組から出演依頼が舞い込んだ。さまざまな分野で活躍する人にスポットを当てて密着取材をするドキュメンタリー番組。TBS系列局で放映されると、内澤旬子という名前が広く世間に認知され、以前に書いた、それまでは売れていなかった本が売れ始めた。

新聞連載小説のイラストを一年間、毎日描く仕事も入ってきた。休刊日以外、休む暇のないハードワーク。机の下で寝て、菓子パンだけ食べるような生活が続いたが、不思議なことに体調は崩れなかったという。

なんとか新聞連載の仕事をやり遂げたとき、これはおもしろいことになったと思った。がんになって人生が変わった、と、このとき実感したのである。

体の声に耳を傾けてみよう

二〇一〇年、内澤旬子さんは『身体のいいなり』（朝日新聞出版）という闘病記を出版する。仕事もプライベートも行き詰まっていた彼女が、「私はがんですから」ということを上手な言い訳にしながら、がまんしないようにした。そこから人生が変わっていったという、とても奇妙な物語である。

「体のいいなり」というのはいい言葉だな、大切なことだな、と思った。無理をしすぎているとき、体は必ずどこかで悲鳴を上げている。その悲鳴に、体が発する声に、しっかりと耳を傾けるべきである。

逆に、体が喜んでいるときには、喜びの声を上げているはず。日ごろから意識して体を喜ばせてあげよう。幸せホルモンのセロトニンが出るようなことを、たくさんするといい。

がんになって嫌だ嫌だと思っていると、セロトニンの分泌が減ってしまう。セロトニンが出なくなれば、うつ傾向になる。がん患者の二〇～四〇パーセントは、うつ傾向だというデータもある。

もちろん、がんと関係なく、うつ病になる人は多い。うつ病が大半を占める「気分障害」の患者数は、二〇〇八年の厚生労働省の調査で一〇〇万人を超えた。日本人の八人に一人が、うつ傾向にあるともいわれている。

最近の抗うつ剤の新薬は、ほとんどが脳内のセロトニン量を増やすものだ。うつ病の人は薬をちゃんと飲まなければならないが、病気ではなく、うつうつとしているだけなら、薬を飲むよりも、自分で自分の脳内にセロトニンを出したほうがいい。これが、新しい「脳内革命」だ。

内澤さんは、がんを過剰に恐れなかった。むしろ、膠着した人生を変えるきっかけにしようと考え、上手に利用した。きっと、幸せホルモン、セロトニンの分泌も増えたはずだ。今のところ、再発の兆候もない。

大事なのは考え方である。考え方をちょっと変えるだけで、精神がリラックスし、セロトニンの分泌も増える。セロトニンの効果は、「ストレスに強くなる」

「快眠」「欲求不満の解消」「若々しく、きれいになる」「元気になる」。セロトニンで、生活の質が間違いなく上がる。

がんになったらもうダメ、などと思わないことである。健康な人も、今、重い病気で苦しんでいる人も、もっと自分の体の声に耳を澄ませ、セロトニンが増えるような生活を心がけてみてはどうだろう。

内澤さんと話しているうちに、体のいいなりもいいけれど、「自然のいいなり」もちょっと大事、と思った。

彼女と会ったのは、二〇一一年三月のこと。そのすぐあとに、ぼくは福島県南相馬市に支援に入ることになっていた。

三月一二日、一四日、一五日と、福島第一原子力発電所で水素爆発が起こった。見えない放射能がどれほど放出されているか、当時はまったくわからなかった。でも、チェルノブイリ原発事故の汚染地帯を長年支援してきたこともあり、大変なことが起こりつつあることは痛いほどわかっていた。そしてぼくは、福島を、日本を心配しながら、同時に、自然の声に耳を傾けなければいけないな、と、そのとき改めて強く思ったのである。

人間は大自然の営みには勝てない。といっても、自然の力に抗《あらが》うなと言っているわけではない。自然の声をちゃんと聞いているかどうかが大事なのである。

ぼくたち日本人は、最先端の文明を享受してきた。便利で豊かな生活を追い求めるあまり、大自然の声に耳を傾けることを忘れていた。もう少し自然の声を聞いていたなら、もっと命を大切にする街づくりができていたのではないだろうか。悔しい。もっと自然の声を聞いていたら。自然のいいなりになっていたら……。

今回の大震災は、ぼくたちに大きなパラダイムシフトを迫っている。もう少し、地球の声を聞く。もう少し、自然の声を聞く。もう少し、自分の体の声を聞く。自然や体の声に耳を傾けることを通して、命の再生にたどりつけるのではないか。

そういう生活の仕方を、自然のなかで生かされているぼくたちは、今、求められている気がするのだ。

人間を強く、大きくするもの

原田泰治《たいじ》の絵は美しくて繊細だ。見る人の心を穏やかにし、忘れていた大切なものを思い出させてくれる。日本じゅうにたくさんのファンがいる。

ナイーブ画家といわれているのに、顔はナイーブではない。沖縄のシーサーのような、鬼瓦のような顔をしている。ぼくがそう言うと、人のいい泰ちゃんは鼻の穴をさらに大きくしながら笑う。鼻の穴だけでなく人間も大きいのだ。

子どものころから、つらいことがいっぱいあった。生き抜くために、小さなことを気にしない生き方を身につけた。ヘアバンドがかわいい。まるでアパッチ族の長《おさ》みたい。かわいくて、おもしろくて、大きい人。

両足が不自由なのを手でカバーしている。その手は分厚くてでかい。腕も、ぼくの倍ぐらい太い。もし泰ちゃんがポリオにならなかったら、どうなっていたのかな、とときどき思う。

泰ちゃんはスポーツカーに凝っていた時期がある。幻の名車ヨタハチ（トヨタ・スポーツ８００）やポルシェに乗っていた。運動神経がいい。手の操作だけで機敏にコーナリングしていく。もちろん、ブレーキも手だ。腕っ節の強さと運動神経のよさから想像すると、足が悪くなかったら、ものすごいスポーツマンになっていただろう。

泰ちゃんには、時代を読む抜群の能力がある。人をひきつけ、人をまとめる力もある。実践力もある。貧乏だった分だけ根性がある。大きな企業の経営者にだってなれたかもしれない。

泰ちゃんは論理的である。そのうえ、人間の心をよく理解している。さらに、考え方がとにかくユニークだ。新しい提案や方策がつくれる人だから、選挙に出ていたら大政治家になっていたかもしれない。

この顔だから、一歩間違うとヤクザになっていた可能性もある。ケンカも強かったと思う。もしヤクザになっていたら、のし上がっていっただろう。それはそれでおもしろかったんじゃないか。泰ちゃんがヤクザの組長になり組織拡大に成功する。日本じゅうのヤクザが泰ちゃんに一目置く。日本じゅうのヤクザが優しくなる。義侠心《ぎきょうしん》の復活である。強きをくじき、弱きを助ける。なんちゃって。

もちろん、原田泰治は、シーサーにも、鬼瓦にも、スポーツマンにも、大企業家にも、政治家にも、ヤクザにもならなかった。その代わり、みんなを感動させる画家になった。

「喜びホルモン」セロトニンで人生が変わる

泰ちゃんの足が不自由になったのは、一歳のときポリオにかかったためだ。六歳まで歩けなかった。長野県伊賀良《いがら》村（現・飯田市）の太陽と空気と土のぬくもりのなかで育った。

一生歩けないだろうと思われていた彼は、六歳で立ち上がる。今の陰湿ないじめとは違うが、学校で意地悪されたことが彼を奮起させた。

九六歳で亡くなった父、武雄さんの存在が大きかった。諏訪中央病院でぼくが看取ったタケさんは、いじめられて帰ってきた小学生の息子に、「自分で解決しろ」と言ったという。

「人間は自分の力で生きていくんだ。だから、問題は自分で解決しなきゃいけない。いじめられたら、その子の家までついていけ」

父ちゃんに言われたとおりにやってみると、実によく効いた。いじめっ子は、泰ちゃんが家の近くまでついていくと、「もう勘弁してくれ、勘弁してくれ」と謝り出す。それでも帰らずに家までついていくと、その子のお母ちゃんがその子を叱ってくれた。いじめはなくなった。悪い芽は、早いうちに自分で摘むことが大事。がまんしないほうがいいのだ。

当時の学校は、障害のある子どもは遠足や修学旅行に行かせないという方針だった。でも、泰ちゃんの父ちゃんは何度も学校にかけ合った。自分が責任を持つから息子を参加させてほしい、と訴えた。だから、遠足や修学旅行の写真には、いつも父ちゃんが一緒に写っている。

父ちゃんは口グセのように言っていた。

「泰治、障害があることに感謝しろよ。普通の人が見えない世界を、おまえは見ているんだから」

ハンディというものを、むしろポジティブにとらえている。泰ちゃんが自信を持ち、自分の個性を伸ばしていけるよう暗示をかけている。すごい父ちゃんだ。

子どものころ、泰ちゃんはなかなか立ち上がれなかった。ハイハイをして歩いた。でも、このとき、「虫の眼《め》」を獲得した。誰も気がつかない、小さなものの美しさを見つけられるようになった。

「きれい」と思うたび、泰ちゃんの脳では幸せホルモンのセロトニンがたっぷりと分泌されるようだ。生命力のホルモンだ。「喜びホルモン」といってもいい。誰も見つけることのできなかった小さな美しさに、彼は地をはいながら感動していたのだ。それが、原田泰治が生きる大きな武器になった。小さな感動を繰り返すことが大事なのだ。

泰ちゃんとのつき合いは長いが、万年、躁《そう》状態。うつとは縁遠い。とにかく明るいのである。幸せホルモンを放出しっ放し。それが彼のエネルギーになっている。大きな企業の社長さんたちが彼を応援したくなってしまうのは、このケタ違いにすごい明るさゆえだと思う。

泰ちゃんは勉強ができなかった。

「父ちゃん、おれ、英語ができねえ」

「いいよ。世の中には通訳を仕事にしている人がいて、全部やってくれっから」

「父ちゃん、おれ、数学もできねえ」

「数学なら、税理士という人がいて、お金のことは全部やってくれる。数学ができて、そういう人の仕事を取っちゃうとな、その人たちが食べていけなくなるだろ。だから、できなくていいんだよ」

日本の受験制度では、すべての教科ができないと、いい学校に入れない。でも、父ちゃんは不得意な科目があっていいと言っている。生きていくためには、泰ちゃんの父ちゃんの意見のほうが正解だと思う。

「それでも、絵は得意で成績もよかったんでしょう?」

ぼくがそう聞いたら、「全然ダメ」と笑って答えた。

泰ちゃんは、空を大きく描く。それを学校の先生は、手を抜いていると思ったようだ。認めてくれなかった。そういう先生がいたことも、原田泰治という「怪物くん」が育っていくための刺激になった。

教師に、持っている才能をつぶされてしまうことも多いはず。「せっかくの才能を、まわりの人につぶされてたまるか」という強い意志を持つことが大事だ。

まわりの人全員が応援してくれるわけではない。意地悪をしたり、壁となって道をふさいだりする人もいる。でも、足を引っぱる人がいたからこそ、怪物くんは大きな怪物となっていくのである。人生には立ちはだかる大きな壁も必要なのだ。

誰かに足を引っぱられても、泰ちゃんのように負けないことが大事。引っぱられ、引っぱられしているうちに、きっと足が長くなるだろう……なんて、どーんと大きくかまえていればいいのだ。

無条件で愛されると人は変わる

泰ちゃんが二歳のとき、お母さんが亡くなった。父ちゃんは、足の悪い女性と再婚した。その母ちゃんも、泰ちゃんを大事にしてくれた。原田泰治は、あったかな空気のなかで育ったのだ。無条件で愛されているということが、おそらく泰ちゃんの絵に大きな影響を及ぼしたのだと思う。

もう一人、原田泰治という怪物が出来上がるうえでなくてはならなかった存在を、ぼくは知っている。パートナーの治《はる》ちゃん。なんで、あんなに頭がよくて美しくてスタイルがいいスポーツウーマンと一緒になれたのか。

泰ちゃんは武蔵野美術大学に入ったとき、故郷の町で美人と評判の高かった治ちゃんに、「X」という名前でクリスマスカードを送った。自分の人生を変えるためには、積極的であることが重要なのだ。

治ちゃんは、カードの送り主をすぐ、「泰ちゃんでしょ」と見抜いた。そして、「小津安二郎の『秋刀魚の味』の前売り券を買ったから、観に行かない？」と泰ちゃんをデートに誘った。怪物くんはうれしかったという。

そりゃあそうだ。若い男だったら、天にも昇るぐらい感動しただろう。どれほどの自信になったか。

自信を得た泰ちゃんは、卒業制作展で自分の作品が最優秀賞に選ばれたとき、「大学まで見に来てくれないか」と治ちゃんを誘った。当時、信州から東京に行くには、一泊しないといけなかった。

下心を持つ怪物くん。下心は大事。若者はみんな、多かれ少なかれ、下心を持っている。願望や欲望は、生き方を変えるためのモチベーションになるのだ。

「治ちゃんが上京したとき、てっきり泊まっていってくれるんだろうと考えてね。おれは吉祥寺のおじさんの家に下宿してたんだけど、おばさんに言って布団も借りなきゃな、なんて内心思ってたのさ。なのに治ちゃん、絵を見終えたら、お姉さんが横浜にいるからって一人で横浜に行っちゃったんだ（笑）」

青春があった。甘酸っぱく、ときにほろ苦い青春。

青春の途上で、ドキドキしたり、ハラハラしたり、ウキウキしたり、ときには失恋して涙を流したりすることが大事なんだ。それは、怪物くんが大きな本物の怪物に成長するために必要なことだった。

三日ほどして、治ちゃんは長野に帰る前に、下宿に寄ってくれた。彼女のほうから、結婚したいと言ってくれた。当時、怪物くんは気が小さかった。

「おれは、就職も決まってねえし」

そう言いかけた泰ちゃんを、治ちゃんが笑顔でさえぎった。

「私が働くから心配しないでいい」

それで泰ちゃん、彼女を母ちゃんのところへ連れていった。

「この女性と一緒になる」

そう言うと、母ちゃんは首を振った。

「えっ、何言ってんだ。だまされてる。目を覚ませ」

笑った。そりゃあそうだ。治ちゃんのうちはお大尽で、治ちゃんはお嬢さん。母ちゃんが心配するのも、もっともな話だった。

治ちゃんの家からも当然、大変な反対があった。だけど、泰ちゃんと治ちゃんは、どんな反対にも妨害にもめげなかった。

「ご迷惑をかけるかもしれないけど、応援してください」

そんな治ちゃんの言葉を聞いたとき、泰ちゃんの父ちゃんは涙した。そして、泣きながら答えた。

「足が不自由で、デキの悪い息子のところに来てくれるなんて。自分の娘だと思って受け入れるから、ぜひよろしくお願いします」

治ちゃんは将来、泰ちゃんが有名になることを見抜いていたのだろう、と、みんなが言う。でも、彼女はそれを否定する。

「今までの人生で、泰ちゃんが一番優しかった。だから、どんなことがあっても一緒になりたいと思っただけ」

う～ん。なんだかわからないけど、じわーっときた。目頭が熱くなる。足が悪いとか、顔が鬼瓦みたいだとか、才能があるとかないとか、たぶん治ちゃんには関係なかったんだと思う。原田泰治という人間を丸ごと愛しただけなんだ。

こんなこと言ってもらえたら、男は変わるよな。

人間って、無条件で愛されると変わる。真心のある言葉が人を変える。泰ちゃんはとにかく、いい人にめぐり会った。

怪物くんも純真だった。純真だと行動変容は起きやすい。ただのヤンチャだった鬼瓦が変わり始めた。

泰ちゃんは、毎日、治ちゃんにラブレターを書いた。封筒もきれいに手づくりした。寝るときに、封筒を枕の下に敷いて寝ると、ピシッと仕上がったという。

そのラブレターを、治ちゃんは今も大事にとってある。

泰ちゃんが社会に認められるまで貧乏が続いたが、二人でやりくりした。内職をしたり、スーパーの大売出しのチラシやポスターを描いたり。こういう丁寧な日常生活の積み重ねが、人生を変えていくのだ。

やがて、ヤンチャだけが取りえの原田泰治に運が回ってくる。朝日新聞日曜版の連載がスタート。怪物くんは、めきめきと頭角を現していく。

怪物くんは言う。

「男なんて、奥さんでどんなふうにも変わるんだよ」

怪物くんを育てたのは、タケさんという父ちゃんと、治ちゃんという素敵なお嫁さんだった。二人が、原田泰治という大きな人間をプロデュースした。

困難のなかで生き抜く力

人生遠回りしてもいい、と父ちゃんが教えてくれたから、怪物くんは一枚の絵に何百時間も注ぎ込む。誰にも負けない根気がある。どんな大作に取り組んでいるときも、あきらめず、投げ出さず、一枚の絵に命を吹き込んでいく。

泰ちゃんの絵は繊細だ。その分、苦労ははかりしれない。それでも泰ちゃんは、ぶれない。ずっと原田泰治スタイルを貫いている。

原田泰治は、日本の自然や失われかけている古い町並みなどを描いてきた。一〇年後、二〇年後、世界はますます泰ちゃんのスタイルを必要とするだろう。

泰ちゃんは、いつも夢を言葉にする。ブラジルでの展覧会も、ニューヨーク展も、ヨーロッパでの個展も、夢を語っているうちに、いろんな人が応援団になり、いつの間にか実現させてしまった。明るく夢を語り、決してぶれず、人を大事にする。だから、彼の夢を応援したいと、どんどん人が集まってくるのである。

どんなに大きな怪物になっても、原田泰治は仲間を大事にしている。雪かきをしてくれた看板屋のおじさんとか、困ったときに飛んで来てくれる椅子づくりのおじさんとか、飲み屋街を肩を組んで歩いてくれる洋服屋のあんちゃんとか。

ぼくのことも、「カマちゃん」と呼んで、弟のように大事にしてくれる。医療の世界とは違う世界を見せてくれた泰ちゃんには、足を向けて眠れない。

泰ちゃんの心は大きい。みんなの心をあったかく包み込む。まるで心優しいモンスターのようだ。心が大きくて、あったかいと、いい回転が起きて、いいことが次々に実現するのだと思う。

精神分析の巨人、フロイトの言葉が思い出される。困難のなかで生き抜く力を与えるのは、「愛する人と働く場があること」。泰ちゃんにとって、治ちゃんと出会ったこと、幸せホルモンを出せる相手を見つけたことは大きい。

無名の原田泰治を愛した治ちゃんにも、脱帽。治ちゃんの愛情ホルモンが泰ちゃんを大きくした。

障害を持って人生をスタートし、貧乏に負けず、上手に人生を生き変えながら幸せをつかんできた泰ちゃん。そんな彼を、ぼくは敬愛してやまない。

第3章
心を操る脳内物質で人生を変える

新・脳内革命「思いやりホルモン」の秘密

人の体内では、体のさまざまなメカニズムをうまく働かせるための有益な物質がつくられている。これを活用しない手はない。

幸せホルモンは二つある。自分を幸せにするセロトニン。もう一つは、相手を幸せにするホルモン。「思いやりホルモン」とか「愛情ホルモン」とも呼ばれるオキシトシンだ。オキシトシンは脳の視床下部でつくられ、脳内で消費されたり、腸に運ばれたりする。ホルモンとしても、また脳内神経伝達物質としても働く。

オキシトシンが豊富に分泌される典型的シーンは、お母さんが赤ちゃんにおっぱいをあげているときだという。脳細胞に働きかけ、子どもへの愛着や母性をつくるのに影響する。「心」に関係するホルモンといえるだろう。

オキシトシンは、体のほかの器官でもいろいろな役割を担っている。出産時には、子宮を収縮させて分娩《ぶんべん》を助ける。また、出産直後は、子宮のなかの残留物を排出したり、乳汁の分泌をよくしたりするなど、女性の体を守る大事な働きをしている。

赤ちゃんにおっぱいをあげているお母さんだけではなく、妊婦や子育てを終えた女性もオキシトシンを分泌している。また、男性やお年寄りも分泌していることがわかってきた。

好きという感情を抱いたり、恋をして相手のことを気にかけたりするときも、オキシトシンがたっぷり出るといわれている。セックスをしたあとにもオキシトシンが出る。ケンカしてトゲトゲしていたカップルが、セックスをすると気持ちが穏やかになって、また互いを思いやれたりするのも、オキシトシンのしゃれた働きなのである。

セックスに限らず、肌と肌が触れ合うときにはオキシトシンが出る。家族や友人とハグをしたり、ペットをなでたりするだけでも分泌される。さらには、家族の絆を意識したり、他人のことを優しく気遣って誰かのために何かをしているときにも、オキシトシンが出ることがわかってきた。

東日本大震災の直後、ぼくは宮城県や福島県の避難所に巡回診療に行った。犬を手放せずに飼っている人たちがいた。人間が生きるか死ぬかのときに、犬なんか飼うなと批判もされていたが、どうしても愛犬を手放したくないと飼い続けた人たちは、精神的にも肉体的にも強かったように思う。犬を必死で守ろうとしたり、愛犬をなでたりしているときに、オキシトシンが分泌されていたからかもしれない。

オキシトシンは、もともとは、自分の子どもを守ろうとする母親が強くなるために分泌されたホルモンだった。妻と子どもを守らなければならない父親にも、オキシトシンが分泌されるようになった。

人間は、一人では生活できない。だから、人との距離のとり方を大事にしながら、自分の役割を担う必要がある。単に与えられた義務をこなすだけではなく、「誰かのために」とか、「社会のために」というプラスαの気持ちを持つことで、人間同士の関係も社会もよくなっていく。

そうして、利他的な気持ちで行動するたびに、その人のなかでオキシトシンがより多く分泌される。親切にしてもらった相手の体内でも、優しくされたことを喜び、感謝の気持ちを伝えたい、何かお返しをしたいと思うことで、オキシトシンがあふれ出してくるのである。

オキシトシン・スプレーで信頼感が増す

日本の病院でも、出産の際に子宮を収縮させたり、母乳を分泌させたりする薬として、すでにオキシトシンが使われている。ただし、それ以外の効能についてはまだはっきり確認できないと、日本では未認可だ。

ところが最近、欧米でつくられたスプレー式のオキシトシン点鼻薬がインターネットで簡単に買えるようになった。このオキシトシン・スプレーを利用した研究結果も、内外で報告されている。

イスラエルのグループが行った研究によると、産後うつ病を発症した母親のグループのオキシトシン・レベルは、一般の母親よりも低かったという。うつ病の人は脳内のセロトニンが減少していることがわかっているが、オキシトシンが足りないことも、うつ状態に関係している可能性がある。

また、産後うつ病を発症した母親に育てられた子どもは、うつ病になるリスクが高いともいわれている。産後うつにならないようにするためには、出産直後に、赤ちゃんと上手に接触できるよう周囲がアドバイスするなど、オキシトシンを分泌しやすい環境をつくってあげる必要がある。

夫のオキシトシン・レベルが低い場合も、産後、母親のオキシトシンが減ってしまう恐れがあるという。夫のほうもできるだけ、妻や生まれたばかりの子どもに愛情を注ぎ、スキンシップを繰り返し、守ってあげようとすることが大事だ。そうすることで、夫のオキシトシン・レベルが上がる。そして、それが自分の妻の産後うつを予防することにもつながっていく。

カナダのコンコルディア大学でも、一八歳から三五歳の男女一〇〇人を対象に、オキシトシンを鼻からスプレーで投与する実験を行っている。九〇分後に性格検査を行ったところ、信頼感、開放性、外向性、寛大性、利他性、誠実性が増していたという。参加者自身の自己診断評価でも、自尊感情が増した、オープンマインドになった、社交的になった、などと答える人が多かった。

健康な男子学生約二〇〇人を対象にしたスイスの研究でも、オキシトシン・スプレーを投与すると相手への信頼感が増すという結果が出ている。

これらのデータから、何が考えられるだろう。

オキシトシンが豊富に分泌されれば、家庭のなかがうまくいく可能性がある。職場の人間関係がスムーズになったり、優れた接客や営業ができるようになったりと、仕事面でもプラスの影響が期待できるはずだ。

デイビッド・ハミルトンというイギリスの有機化学博士が書いた『「親切」は驚くほど体にいい！』（飛鳥新社）という本のなかに、「信頼ゲーム」というのが出てくる。ゲームの前にオキシトシンをスプレーで吸入した人たちは、相手に裏切られたあとも人を信頼し続けることがわかったという。オキシトシンは、人を大事にしたり、相手を信じたりする脳の働きに関わっている可能性が高いのである。

デイビッド・ハミルトンは、オキシトシンは信頼感を増すため、苦手な人をなくしてくれると書いている。そうか、オキシトシンをいっぱい出すと、苦手な人がいなくなっていくんだ。誰とでも仲良くなっていけるといいなあ。

さらに、信頼感や自尊心が高まるためなのか、オキシトシンにはストレスを緩和する効果もあるという。ストレスがかかると分泌され、血圧や血糖値などを上昇させるコルチゾールというホルモンの量を減らしたり、炎症性サイトカイン※の反応を抑えたりして、結果的には、血管の老化まで防いでくれるらしい。

大事なのは、オキシトシン・スプレーに頼らなくても、オキシトシンを自分のなかでたくさん分泌できるようにすることだと思う。愛する人をつくること。スキンシップをすること。人の役に立つこと。感謝したりされたりすること。こういうときにオキシトシンが分泌されることが、だんだんとわかってきた。

オキシトシンがたくさん分泌されると、その抗炎症効果で、動脈や心臓のアンチエイジングにもなる。若々しいハートを持って、好奇心旺盛で、潑剌と過ごせる。人のために何かをすることが、回り回って、若々しい血管や心臓をキープするのに役に立ち、自分の心も体も元気にしていくことができるのである。

※サイトカインは免疫細胞から分泌されるタンパク質で、生体防御に重要な役割を果たしているが、過剰になると体にダメージを与える。炎症性サイトカインには、炎症反応を促す働きがある。

母性の不思議

親から虐待を受けている子がいた。お母さんに体を売らされていた。その女の子は、「もう絶対に人間なんて信じない」と言いながら、泣いて、泣いて、泣いて、それでも最後に「だけど、お母さんが好き」とつぶやいた。

お母さんって不思議な力があるんだ。

幼いころ、アルコール依存症のお母さんに捨てられた子もいた。やっと見つかったお母さんは病気になっていた。脳卒中の後遺症で麻痺《まひ》のあるお母さんを、高校生の彼女が看病している。自分を捨てた母親なのに、よく見てあげるなあと思った。

お母さんには、なぜ子どもを引きつける力があるんだろう。

子どもを抱きしめると、お母さんの脳のなかで、思いやりホルモンや愛情ホルモンと呼ばれる神経伝達物質、オキシトシンが増える。幸せを感じたお母さんは、赤ちゃんをいとしいと思うようになる。

この「抱きしめる」という行為によって、「母性」は育つのだ。抱きしめながら、お母さんは母親になっていく。母性という心に、脳内神経伝達物質のオキシトシンが、かなりの部分、影響を与えている。

お母さんに抱きしめられた子どももまた、オキシトシンがたくさん分泌されるようになる。幸せを感じやすい人間になる。

幸せを感じるのも、訓練みたいな側面があるのだ。お母さんと一緒にいい景色を見て、「きれいだねえ」という言葉を何回も繰り返し聞いた子どもは、愛情ホルモンが出やすくなる。

つまり、お母さんと子どもはオキシトシンを分泌し合う仲なんだ。オキシトシンは別名、「共感ホルモン」ともいわれる。

嫌なことやつらいことがあっても、お母さんは子どもをかわいいと思う。これが愛着形成だ。子どももお母さんに、分かちがたい不思議な感情を持つ。これが絆だ。

人と人をつなげるオキシトシン

ぼくの母さんは、重い心臓病だった。いつも青白い顔をして、入院しているこたびたびヘッドにもぐり込んだ。


とが多かった。甘えん坊だったぼくは、小学校の高学年になっても、病院に行くたび母さんのベッドにもぐり込んだ。学校の話をすると、「すごいわね」と言って、ぎゅうっと抱きしめてくれた。

母さんは、ときどきベッドの上に座り、太腿の上にぼくの頭を置いて耳掃除をしてくれた。母さんの太腿の感触を覚えている。幸せな時間だった。

ぼくが小学校六年のとき、母さんは心臓の手術を受けた。母さんが手術室に入る直前、父に「帰ってこないかもしれないから、よく顔を見ておけ」と言われた。心のなかで、母さんを助けてください、と叫んだ。

母さんは元気になった。

ぼくに手術の傷跡を見せてくれたことがあった。おっぱいの下から左脇にかけての大きな傷。母さんが必死に生きているのがよくわかった。

優しい人だった。人の悪口を言わない人だった。なんでも「いいね」「すごいね」と言いながら、受け入れる人だった。

母さんは子どもを産める体ではなかった。そう、ぼくはこの人の子どもではない。母になってくれたのである。一歳のぼくを引き取り、「ぎゅう」してくれることで母性を育てたのだろう。母さんは、ぼくを抱きしめながら母になっていった。

オキシトシンは「子育てホルモン」ともいわれる。子宮収縮作用があり、陣痛促進剤として使用されてきた。乳汁分泌作用もある。ぼくの母さんは子どもを産んでいないので、子育てホルモンとしてのオキシトシンは出していない。でも、ぼくを「ぎゅう」しながら、愛情ホルモンとしてのオキシトシンを出してくれていたと思う。

もう一人、大切な母がいた。顔も知らないけれど、ぼくを産んでくれた母。生みの母は、ぼくを育てることができなかった。離婚したようだ。ぼくは最初、実の父のもとに引き取られたが、再婚するため父はぼくを手放したらしい。

母は十月十日《とつきとおか》、おなかのなかでぼくを守ってくれた。太古の海と同じ成分の羊水にくるまれ、ぼくは遠くに母の心臓の鼓動を聞いていた。

海は母である。さんずいの右側、旁《つくり》に「母」という字が入っている。昔の人はわかっていた。海は生命の母だと。

海辺に立つと懐かしさがこみ上げてくるのは、波の音が、胎内で聞いたザアッザアッという母の心臓の鼓動を思い出させてくれるからだ。そんな気がする。

母が恋しい。ぼくを産んでくれた母に会いたい。

あるがままを受け入れてくれた母

自分が養子だということを知ったのは、三〇代後半になってからだった。最初は、ショックを受けた。でも、やがて喜びのほうが大きくなった。ぼくには、みんなと違って、二人の大切な母がいる。ぼくの自慢だ。

母になってくれた人は、体が弱いこともあり料理が苦手だった。夕飯のおかずは、肉屋さんで買ってきたコロッケ一つ。それでも、母さんが家にいて一緒に夕飯を食べられるときはうれしかった。

母さんがつくってくれた弁当のなかで一番好きだったのは、コロッケ弁当。前の日に一個余計に買っておいたコロッケを、翌朝、だし汁で煮て味をつけ、その汁ごとご飯にのせる。友達の弁当は彩りがきれいで、何種類ものおかずがあった。ぼくの弁当はカッコ悪く、恥ずかしかったけど、うまかった。

コロッケどんぶりは今でも大好物だ。B級グルメのどんぶりが好き。育ての母からもらった「喜び」だ。

貧乏のなかで育ったので、なんとなく満腹するまで食べたいという願望がある。しかし、分子腫瘍医学が専門の東京医科歯科大学の湯浅保仁教授の研究によると、満腹になるまで食べる習慣のある人は腹八分で抑える人より、細胞のがん化を抑えると考えられている「ＣＤＸ２」という遺伝子の働きが悪くなることがわかったという。逆に、緑茶を一日に七杯以上飲む人や、キャベツ、ブロッコリー、カリフラワーなどを食べる機会が多い人は、このがん抑制遺伝子の働きがよくなるという。

湯浅教授の話を聞いて以来、お腹がパンパンになるほど食べないように注意している。Ｂ級グルメのどんぶりを食べるときは、行儀が悪いけれど、ご飯を半分残す。なるべく、キャベツなど野菜と一緒に食べる。

健康で長生きをするためには、生きる喜びが大事。だから、これからもぼくは絶対に、どんぶりものは食べないなんて決めない。食べたいものは食べるのだが、上手に食べていこうと思っている。

がまん、がまんで喜びホルモンを出さない生き方なんか、結局幸せではないし、長生きもできないと確信している。がまんなんか、しなくていいのだ。

母さんのような人を助けたいと思って、医者になった。母さんは、うれしいと言ってくれた。ぼくもうれしかった。

ぼくが医者になってからも、母さんは何回も入院をした。母さんは、寿司が大好物。病室に並寿司の折り詰めを届けた。とても喜んでくれた。

当時のぼくは給料の半分を家に送金していたので、お金がなかった。母さんが食べてみたいと言っていたトロを、食べさせてあげられなかったのが心残り。

十分な恩返しができないまま、医者になって五年目、母さんは脳梗塞で倒れた。脳死に近かった。

一秒でも長く生きてもらいたいという父の願いで、ぼくは母さんの肺に気管チューブを挿入し、人工呼吸器につないだ。もし母さんに意識があったら、「助からないならやめておくれ」と言っただろう。ぼくは母さんの耳もとで、「ごめんね」「ごめんね」と繰り返した。

一週間後、母さんの心臓が止まった。泣いた、泣いた、泣いた。人目もはばからず泣いた。人の前でおいおい泣いたことで、ぼくの生き方のスタイルが変わった。涙には、命を守ってくれる大きな力があるなあと思っている。

母さんのおかげで、自分に素直になった。まわりの人たちを受け入れながら、自分らしく生きる生き方を、ぼくは母さんから受け継いだ。

「あなたの息子で幸せでした」

あるがままを受け入れた人、母さん。大好き。

子どもは右脳で育てる

ぼく自身が小さかったころ、父の故郷である青森から出てきた苦学生が、東京に慣れるまでうちで下宿をしていた時期がある。その大学生たちが、おもしろ半分で、ぼくに九九《くく》を教えてくれた。五歳で、九九が全部言えるようになった。おそらく、論理的思考を司る左脳でわかったのではなく、感性の脳である右脳で数字を受け止めたのではないだろうか。

ベビーブームのなかで生まれ、受験戦争という言葉が誕生した時代に子ども時代を送ったから、学校では競争が激しかった。ぼくは、国語も英語もデキの悪い子どもだったけれど、算数から数学になってもほとんど一〇〇点満点。まだ幼くて、九九の意味もわからない時期に、繰り返し右脳に刺激を与えられたのが、よかったのかもしれない。

九九を教えてくれた大学生たちは、ぼくが覚えると手をたたいて喜んだ。それがおもしろくて、うれしくて、ぼくは数字の虜《とりこ》になっていったのである。このとき、快感物質のドーパミンやβ－エンドルフィンが出ていたと思う。

父・岩次郎の優しさが、回り回って、ぼくに戻ってきた。家庭教師なんて雇えるはずないのに、五歳のぼくに家庭教師のような存在がいたのだ。岩次郎が苦学生に出した思いやりホルモン、オキシトシンのおかげだと思っている。

アメリカとカナダの研究者が、数学嫌いの人たちの脳の反応を調査した結果が、「PLoS ONE」という科学雑誌に発表された。数学嫌いの人は数学が嫌いではない人たちに比べて、数学の問題に対して痛みを感じるという。しかも、「痛い」と感じるのは、それが数学の問題だとわかった瞬間からで、問題を解いているときではないことが明らかになった。数学嫌いの人は、問題を解く前から脳が痛みを感じてしまうため、脳の何カ所かが機能的に動かなくなるのだという。

いわゆる、食わず嫌いなのである。食う前から「これは嫌」と思い込んでいたら、当然食べたくなくなる。無理に食べても、先入観でまずいと感じてしまうし、なんだか気持ちが悪くなったり、腹痛を感じたりすることもある。それと同じことだ。

人間の得意、不得意って、実はそういうことなんじゃないかと思う。小さいときに子どもを抱っこしながら褒めてあげたり、同じことを繰り返し優しく伝えてあげたりすることで、それが得意になっていくのではないだろうか。

右脳の刺激と「ぎゅう」で心に血を通わせる

いわさきちひろの絵本に、五歳のお誕生会を題材にした作品がある。ケーキに五本のろうそくを立てる。孫娘に何度も何度も読んであげていたら、まだ二歳半だった孫は、ぼくがその箇所を読む前に、「ろうそくは五本だね」と、得意満面の笑顔で口にするようになった。

左脳を刺激して、小さな子どもにムチを打つように論理的に何かを教え込むことは難しい。でも、感覚的に、子どもたちの右脳に刺激を与え続ければ、その子のなかに大切な何かがどんどん吸い込まれていくのではないか。

結局、子どもが小さいときには、心を育てようと考えることが大事なんだと思う。心を育てるのに、言葉なしではなかなか通じない。そこで言葉を使うわけだが、言葉を使うことによって、脳が刺激される。たくさんの刺激によって、脳のニューロン（神経細胞）とニューロンの間を数兆個のシナプス※が結んでいく。

そしてまた、愛してあげること、肉体的にぎゅうっと抱っこしながら触れ合うことによって、子どもの脳のシナプスが増え、神経回路がどんどん広がっていく。これが将来、勉強していくときの下地づくりになる。

単なる「知育」ではない。豊かな知性と感性を持つ大人になる土台をつくるため、心に血を通わせているのである。

愛してあげて、話しかけてあげて、言葉や数字を使って子どもたちの脳を上手に刺激してあげることが、その子の知能を高めていくことにつながる。生きる力を育てることになる。

食わず嫌いにならないように、それどころか「食わないでも好き」と思うくらい柔軟で豊かな心が育つように、数学でも、国語でも、外国語でも、なんでもいいからシャワーのように浴びせかけてあげよう。ただし、強要するのではなく、その子自身がおもしろがれるよう、優しく、愛情を持って。やってもいないうちから「嫌い」と思うような心のバリアを取り払い、オープンマインドにしておいてあげることが、子どもを育てていくうえで、とても大事なのだと思う。

※ニューロン間の伝達部。細胞内を電気シグナルの形で走ってきた刺激（情報）は、神経伝達物質によって化学シグナルに変わり、シナプス同士の間のわずかな隙間を飛び越え、情報を伝える。

スピルバーグは本の読めない子だった

スティーブン・スピルバーグが二〇一二年に、学習障害を持つ若者向けのサイトのインタビューで「ディスレクシア」だと告白した。ディスレクシアは、学習障害の一つ。脳での情報処理の仕方が一般の人と違うため、知的能力には問題がないにもかかわらず、読み書きに著しい困難が生じる。その五年前に、医師の診断で初めてわかったという。

学校時代、みんなの前で本を読むのが得意じゃなかった。まだ学習障害というものが知られていなかったため、教師からは勉強を怠けていると思われた。中学のころは、クラスメートからいじめも受けたという。

トム・クルーズやキアヌ・リーブスも同じく、読む・書く・計算が苦手なディスレクシアだったとカミングアウトしている。英語圏で一〇〜一五パーセント、日本でも五パーセント前後の子どもがディスレクシアで、大人になってもこの傾向が残る人もいる。

子どもには、いろいろな発育のプロセスがあり、正常と発達障害のボーダーラインにいる子や、発達障害的な要素を部分的に持っている子は多い。そのために、人間関係がうまくつくれない子どもはさらに多く、それを大人になっても引きずるケースも少なくない。

変わった子が個性を発揮できる社会に

そういう子どもたちに、家庭も学校も地域も、画一的な対応しかしていないように思う。ワンパターンな教育法では、全部の子どもをよい方向へ向けていくのは難しい。

社会や他人に対する対応が苦手で、脳をうまく働かせられない子を、個別に育て伸ばしてあげることが重要だ。発達障害やボーダーラインの周辺にこそ、実は天才的な能力を持つ子どもたちがいる可能性が高いと、ぼくは思っている。ダ・ヴィンチもエジソンもアインシュタインも、ディスレクシアだったといわれているのだ。

雑貨・飲食店「Afternoon Tea」を展開しているサザビーリーグや、ゲーム大手のグリーなど、発達障害のある人を積極的に雇用する企業も出てきた。彼らの能力が、きちんと評価され始めた。

画一的な社会のなかで「変わった子」「できない子」と思われている子どもたちが、他人が持っていない個性を存分に発揮してイキイキと生きられるようになれば、日本はいい社会になる。こういう少し変わった天才肌の人たちが、今までも社会を変えてきたし、これからも社会に新しい風を吹き込む担い手になるのではないかと思う。

スピルバーグは自分と同じような障害を持つ子どもたちに、こんなメッセージを送っている。

「学習障害はそんなに特別なことじゃない。対処法もある。この障害があるからといって、人生が不利になるわけではないんだ」

本当に、日本でも、そういう社会を実現したいものだ。今はまだ、学習障害や自閉症などの発達障害があるために、クラスで除け者《もの》になったり、後ろ指をさされている場合も多い。暴力を伴ういじめを受けることもある。

親の教育が悪いなんて、親が非難されることもいまだにあるらしい。しかし近年、発達障害が環境や育て方の問題ではないことがわかってきた。

社会的動物である人間は、社会的なつながりのなかで自分を認識し、自己を形成し、成長していく。つながりのなかで生きていくために、他人との距離のとり方も学習しないといけない。そのためには、相手の表情や場の空気を読みとる能力も必要だ。いくら記憶力や計算能力に長《た》けていても、他人の反応に鈍感だと、今の世の中ではとても生きづらい。

しかし、その「鈍感さ」も、本人の努力が足りないとか、性格が悪いということではないらしい。

ノルウェーでの研究で、社会性やコミュニケーション能力にも、神経伝達物質のオキシトシンが関係していることが明らかになった。つまり、「あの人は思いやりがある」とか「サービス精神が旺盛だ」とか「察しがいい」などといわれる言動は、オキシトシンの働きによることが大きいようなのである。

だとすれば、オキシトシンがたくさん分泌されるように環境を整えたり、トレーニングをしたりすれば、人間関係をつくるのが苦手な人も、今よりコミュニケーションがスムーズになり、生きやすくなるかもしれない。「性格がねじ曲がっている」とか「脳に障害がある」とか非難されるよりも、「オキシトシンを分泌する機能が弱い」と言われたほうが、出口が見えやすいのではないだろうか。

ここは、大事なところだ。「性格が悪い」なんて言われたらつらくなるが、「オキシトシンが足りなくて空気が読めなかった」なら、オキシトシンを増やせばいい。簡単なことだ。この本で一番、伝えたいことだ。

オキシトシンは、自分の脳内で分泌できる。どうしても足りない人は、オキシトシン・スプレーを、鼻からひと吹きしてみてもいい。

オキシトシンが出ない母マウスは子育てを放棄する

この不思議なホルモンについて研究している人がいる。「金沢大学 子どものこころの発達研究センター」の特任教授、東田陽博《はるひろ》さん。岐阜大学医学部を卒業後、臨床研修をせずに基礎医学の道に進んだ。アメリカでの研究生活も長い。

彼がまず興味を持ったのは、相手を認識して記憶するという脳のなかの分子メカニズム。広汎性発達障害（後述）のある子どもは、咄嗟《とっさ》の判断を要求されたり、自分の経験を超える判断を迫られると、興奮して暴れたりする。しかも、そういった体験のほとんどを、半日もすると忘れてしまう。

それは、社会認識の記憶ができないことが原因ではないかと、東田先生は考えた。そして、マウスを使って実験を始めた。

オキシトシンの分泌を促す作用のある「CD38」という遺伝子を働かないようにした母マウスは、子育てを放棄してしまう。また、CD38の働きを封じた雄マウスは、ケージのなかに雌を放っても、それが雌だということをなかなか識別できないということもわかったという。CD38がないと、目の前にいるのが、記憶しておきたい大切な相手という認識ができにくくなってしまうのだ。

一方、CD38が正常に働いている雄の場合は、雌をケージのなかに入れてやると、最初は認識するのに一分ぐらいかかるが、別のケージにしばらく移してまた戻すと、三〇秒ぐらいで認識できる。また雌を別のケージに入れて、再度戻すと、今度は一〇秒ぐらいで、さっきの雌だということに気づく。この認識力がコミュニケーション能力にも関係しているということが、だんだんわかってきた。

そこで東田先生は、CD38を欠損させたマウスにオキシトシンを投与してみた。すると、どうだろう。その雄は、CD38のある普通の雄と同様に、また雌を記憶できるようになったのである。養育を放棄していた母マウスも、子育てを始めたという。

自閉症がオキシトシンで改善されたケースも

このごろ「広汎性発達障害」という言葉をよく耳にする。自閉症や、アスペルガー症候群のような知的障害を伴わない高機能自閉症などのことだ。この障害を持つ人は、社会性やコミュニケーション能力が未発達だったり、感覚が過敏だったり、何かに強いこだわりがあったりするため、知的な遅れがなくても対人関係がうまくいかない。日本では現在、症状の軽いケースも含めると、人口の約一～三パーセントに広汎性発達障害が見られるという。

かつて、自閉症の原因は学習障害同様、母親の育て方の問題だなんて言われていた。次に、脳に器質的な異常があるためだと考えられるようになった。テレビの見すぎや幼児教育のやりすぎが広汎性発達障害を生み出すと主張する学者もいた。現在では、育て方や環境の問題ではなく、遺伝や脳の器質、体質といった要因が複雑に絡み合っているという説が主流になっている。

最近になって、東田先生らの研究で、オキシトシンが足りないことも広汎性発達障害が起きる一因であることがわかってきた。アスペルガー症候群のお子さんを持つお母さんから、「診断がつくまでに時間がかかってしまった。もっと早くわかっていたら、別の対処ができたのではないか」という訴えを聞いたことがある。

東田先生は、自閉症状を持つ六歳の男の子の母親に、個人輸入したオキシトシン・スプレーを鼻から噴霧する治療をすすめた。

六週間ほどで、変化が表れた。風呂上がりの弟の体を拭いてあげたり、「自分のものは自分で持つ」と言ったり、オキシトシンを投与する前にはなかった優しさが出たという。発達障害の特徴である細かいこだわりも穏やかになった。以前は、お店で買い物をしたとき一番の番号のレジにしか行かないと言い張っていたのが、すいている列に並べるようになったという。

その男の子は小学校に通っているのだが、授業中でも教室内を歩き回ってしまったり、友人との間でトラブルを起こしたりすることが多く、支援学級への移籍をすすめられていた。でも最近では、学校側も、「落ち着いているので、移る必要性を感じない。しばらく様子を見ましょう」という反応になった。

かつて東田先生は、発達障害の子どもの治療のため、抗精神薬などを投与したことがあったという。しかし、薬でおとなしくはなっても、性格が変わったり、個性が薄れてしまうように感じることが多かった。一方、オキシトシンの場合は、本来のその子の性格をキープしたまま、周囲とうまくやっていく能力が出てくるように思えたという。

三歳のときに自閉症と診断された二三歳の男性の話も、感動的だった。長い間、人と会話をすることとすらできなかった青年が、オキシトシン・スプレーを六カ月以上使ったところ、担当医の目を見て「はい」「いいえ」と笑顔で答えるようになったというのだ。その治療を始める前、彼の血液中のオキシトシン濃度が低かったことも判明している。

東田先生は、高機能自閉症の一六歳の少女にも、オキシトシン・スプレーによる治療を行っている。

この子は知能が高く、精神病でもないのだが、極端に自閉的になってしまっていた。攻撃性も強く、自傷行為を繰り返してもいた。それが、オキシトシン・スプレーを使い始めたら、次第に挨拶や会話をするようになった。友人に同情したり、家族に感謝の言葉を述べたりするようになり、部屋に閉じこもることも減った。うれしそうな顔をする回数も増えた。

「自閉症状的行動の改善が六カ月以上も続いている、世界で最初の事例だと思う」

そう語る東田先生も、うれしそうだ。

東田先生がセンター長を務める「子どものこころの発達研究センター」では、

ネット上に「オキシトシンの広場」というサイトを開いている（現在休止中）。そこには、キャリアウーマンから自閉症の子どもを持つ親御さんまで、たくさんの人から「コミュニケーションが改善された」といった声が寄せられている。

もちろんそれらのメールを検証したわけではないので、オキシトシン・スプレーを使った全員に効果があったとは言いきれない。でも、オキシトシンは、「人が再生するために必要であり、一生を通じてとても大切なホルモンだ」という東田先生の言葉は、すごくよくわかる。

神経伝達物質が心をつくる

これまでぼくは、「心」といわれるものの大部分が脳にあると言われても、なんだか納得できなかった。心ってなんだろうと、ずっと考え続けていた。「胸に落ちる」という言葉が好きで、ついつい心臓のあたりを押さえながら「納得しました」と言うことが多いのも、心は胸のあたりにあるという思いが強かったからかもしれない。

でも、脳の神経細胞と、セロトニンやオキシトシンのような神経伝達物質が心をつくっていることが、科学の進歩とともに明確になってきた。東田先生と話をしているうちに、人間の心の不思議が、少しだけ解けてきたような気がする。

障害というほどではなくても、人間関係が苦手だとか、相手の心が読めないと悩んでいる人は多い。そういう人も、「オキシトシンが原因だったのか」と思えれば、気持ちがグーンとラクになる。「空気が読めない人はダメ」とか「和を乱すのはけしからん」といった日本特有の精神論に悩まされるよりは、ずっと救いがある。

人に親切にするという行為によって、脳内にオキシトシンが分泌される。オキシトシンが出ることによって、信頼感や誠実性が高まり、コミュニケーション能力がアップする可能性は高い。どんどん、いい回転が始まる。

ほかの人を幸せにしようと思ったり、人のために自分の持っている力の一部を使ってあげたりすることによって、オキシトシンがたっぷりと分泌されるようになる。心が明るくなり、うつ傾向になるのを防いでくれる。社交性やプレゼンテーション能力が高まり、就活をしている人などは、面接でも好印象を与えることができる。

人の表情や場の空気を読みとる能力がアップすれば、当然、自分がやろうとする仕事の成功率も上がっていく。子どもたちの世界でも、クラスの仲間から理解されやすくなっていく。クラスのために一生懸命働くから、内申書もよくなる。オキシトシンによる好循環が始まるのである。

小さいときからオキシトシンをうまく分泌するような習慣をつけていくことが大事だ。自分の勉強にばかり熱心で、掃除当番をさぼり、家事も手伝わない、きょうだいにも関心を持たないようでは、オキシトシンが涸《か》れてしまうかもしれない。

「情けは人のためならず」という先人の言葉が、まさにオキシトシンで説明がつくように思う。

人のために何かをすると、回り回ってブーメランのように脳内にオキシトシンが分泌され、自分の命や人生を守ってくれることになるのである。

心にも効く、肌と肌の触れ合い

静岡県の社会福祉協議会に依頼されて講演に行ったときのこと。突然、控室に水野美予子《みよこ》さんが訪ねてきた。潑剌として若々しく、輝いている。

もともとは居酒屋のおかみさんだったが、糖尿病の夫のために足裏健康法を学び、水野式リフレクソロジーという独自の代替療法を開発。五〇歳で起業し、全国各地に「タムタム」という足裏マッサージのお店を展開している。

肌の触れ合いで、がんに勝つ

二〇〇二年、水野さんは、ステージⅣの乳がんと診断された。腫瘍は八センチ。「あなたは頑固だから、がんになるんだ」と乳がんの専門医に言われた。悔しくて、こんな病院で治療を受けてなるものかと思ったという。

悩んでいるとき、福祉の仕事をしている友人から諏訪中央病院を紹介され、長野までやって来た。病理診断は、明らかにがんであった。手術を受けるかどうか迷っていた水野さんに、ぼくは、「ぼくの妻だったら絶対に手術を受けさせたいと思う」と言って、彼女を説得したそうだ。

だんだん思い出してきた。この人のリクエストは非常に厳しかった。五日間で退院したい。リフレクソロジーに関わり始め、たくさんの人を助けられる仕事にやりがいを感じている。だから、できるだけ早く現場に復帰したい、というのである。

諏訪中央病院の外科チームが、その要望をすべてのみ、水野さんは手術を受けた。そして、約束どおり五日で退院していった。

ぼくは、放射線治療だけは受けてほしいと懇願した。彼女の地元の病院を紹介し、放射線治療ができるよう手配した。あれから一〇年、久々の再会である。

元気だ。手術のあと、水野さんは毎日、家族やスタッフに足裏マッサージをしてもらった。放射線治療中、副作用でだるくてしょうがないのを、そのおかげで乗りきることができたという。自分が病気をしてみて、ますます足裏のマッサージが大事だということがわかってきたという。

ずっと来ているお客さんのなかに、対人恐怖症の中学生の少女がいた。足裏マッサージを続けているうちに、その子の考え方が徐々に変わり始めた。その体験を通し、自分の施すマッサージが、人と人のコミュニケーションを助け、心を癒すことを実感したという。

水野さんの話を聞いて、ああ、オキシトシンだと思った。マッサージというのは、触れ合うこと。その触れ合いの過程で、オキシトシンが分泌される。

前述のように、オキシトシンに、自閉症の子どもたちの社会との関わり方を改善する作用があることが、さまざまな研究から実証され始めている。この中学生の少女は自閉症ではなく、対人恐怖症だけだったから、効果も早かったのではないか。

足裏をマッサージしている水野さんの脳では、きっとオキシトシンが豊富に分泌されていただろう。マッサージを受ける少女のほうも、気持ちがよくなり、血液やリンパの循環がよくなるだけでなく、肌と肌の触れ合いによってオキシトシンが出る。そして、社会性やコミュニケーションに関わる脳の領域が活性化し、対人恐怖症の症状が改善された可能性がある。

そんな自分の体験を広く世の中に伝えたいと、水野さんはとうとう『街角の足もみ人生　居酒屋のおかみさん50歳の起業』（光雲社）という本を書いた。

引きこもりの少年がスキンシップで変わった

水野さんは、引きこもり状態だった中学生の少年を足もみで治療した経験もある。その少年は、小学生のときにいじめにあい、中学に入ってからは一度も学校に行けていなかった。友達もいず、家族以外との人間関係がまったくなかった。

初めて水野さんが、その中学生の家に行き、足裏マッサージをしたときのこと。少年は痛かったこともあってか、「このクソババア！」と彼女を蹴り飛ばした。水野さんは大声で、「何するのよ！」と怒った。すべて自分の言いなりになってくれていた母親と違って、「何するのよ！」と怒鳴る他者の存在を、少年は肌で感じた。それは、彼にとって大きな第一歩だったと思う。

それまで少年の母親は、どうしていいかわからず、家庭という閉じられた空間のなかだけで子どもをしつけようとしていたという。引きこもりになってしまった我が子を心配し、あれこれ世話を焼くけれど、母親自身が変わろうとはしなかった。

水野さんは、そんなお母さんに足裏マッサージを教え、息子にやってみることをすすめた。彼女は、「家庭内リフレクソロジー」というものを提唱している。

家族同士で足をもみ合うのだ。なんとなく、お互いにオキシトシンを出し合えるような感じがする。なかなか優れた方法かもしれない。

不登校になってから、少年は昼夜が逆転し、夜中に起きて昼間寝るようになっていた。狂ってしまった体内時計を修正するため、水野さんはお母さんに、毎日午後一一時に足もみをするよう指導した。足をもんでもらうと、少年は夜に眠れるようになったという。眠りを誘う睡眠ホルモン、メラトニンの分泌がうまくいき始めたのかもしれない。少年の臓器が久々に「夜」を認識し始めた。三カ月ほどかかったが、夜に寝て朝起きるという体のリズムができてきた。

この中学生の家は農家だった。花の栽培をしていた。朝四時に起きるようになった少年は、花に水をやっているおばあちゃんの姿を目にした。やがて、おばあちゃんを手伝い、花に水をやるようになった。実は、おばあちゃんの手伝いをしながら朝の光に当たることも、夜にたっぷりとメラトニンを出すことにつながったのである。

朝日を浴びると、太陽の光の刺激が視神経を通じて、脳の視交叉《しこうさ》上核というところに伝わる。ここは、全身に散らばっている体内時計の司令塔で、まずセロトニンの分泌を増やせという指令を出す。それから一四〜一六時間ぐらいすると、今度は、体内にたまったセロトニンを材料にして、睡眠ホルモンのメラトニンが盛んにつくられ始める。やがてメラトニンの量が増えると、脈拍や血圧などが下がり、自然な深い眠りが訪れるのである。

花の世話をし、生物の成長を目の当たりにするうちに、少年は自然というものの力を実感した。素直に、「すごいなあ」と思った。その感動もまた、セロトニンの量を増やしてくれたのかもしれない。

しばらくすると少年は、朝顔の種を自分で買ってきて育て始めた。芽が出て、蔓《つる》が伸びて葉が茂り、やがてつぼみが膨らむ。そして、花が咲く。

いつものように母親が夜一一時に息子の足裏をマッサージしていると、ぶっきらぼうでほとんどしゃべらなかった息子が、「今朝、朝顔の花が三つ咲いた」とうれしそうに報告した。セロトニンを出すことによって、少年自身が、うつうつとした気持ちになることを防ぎ始めていたのだ。

もちろん、そういうことを本人は意識していない。無意識。でも、彼の心が動き出したのだ。道徳的な観点から理詰めで説教され、大脳皮質に働きかけられても、人間の心はそう簡単に動かない。

千数百億個もあるというニューロンの一つひとつがつながって脳のネットワー

クをつくっているわけだが、神経伝達物質がなければニューロン間で情報をやりとりすることはできない。つまり、神経伝達物質が脳細胞の間を栄養素のように行ったり来たりしながら、心というものができていくのである。セロトニンやオキシトシンは、心をつくってくれるホルモンなのだ。

少年だけでなく、お母さんも変わり始めた。単に息子の言いなりになるのではなく、息子をしっかりと観察し、彼が言葉にできない気持ちを受け止めるようになった。オキシトシン効果である。

以前は、お母さんのなかに、子どもに対する遠慮があったのだろう。大きくなった我が子をぎゅうっと抱きしめてあげたいと思っても、しばらくそんな行為をしていなければ、いくら母親でも突然にはできない。それが、足をもむという行為を通して、子どもとつながることができた。ハグの代用だったのではないかと思う。

親子や夫婦が手を握り合ったり、ハグをし合ったり、あるいは足裏をマッサージし合ったり。そんなふうに触れ合うことが、生きる力を与えてくれるオキシトシンを出すことにつながるのだ。

水野さんの事例から何を学ぶか。

引きこもりに足裏マッサージがいいなんて、言うつもりはない。「これが引きこもりの治療法」などと思っているわけでもない。マッサージを受けた少年が、引きこもり状態から抜け出せたのは、単なる偶然かもしれない。

ただ、これだけは言える。いい人間関係をつくっていきたいとき、ちゃんと社会と関わっていきたいと思ったとき、スキンシップは絶対にいい。オキシトシンを分泌しやすい脳になる一つのきっかけをつくれるのではないかと思う。

大事なのは、肌と肌が触れ合うこと。オキシトシンがたくさん分泌されれば、相手の表情や心を読みとることができるようになる。人とコミュニケーションをとるのが苦手だった人も、少しずつ自信を持てるようになり、他者との距離を縮めていくことができる。

水野さん自身、進行した乳がんだったにもかかわらず、手術から一〇年たった今も元気に活動している。これも、「誰かのために」と思って仕事をしながらオキシトシンをいっぱい出しているからのように思えた。

久しぶりに会って、いい話を聞いた。

第4章

思いやりホルモン、オキシトシンがみんなを幸せにする

さだまさしはオキシトシンでできている

さだまさしはオキシトシン的な人だ。ぼくもオキシトシンを分泌するのが得意だが、さだまさしはオキシトシンを過剰に出す人だ。

もちろん、さだまさしもカマタも男で、「子育てホルモン」とも呼ばれるオキシトシンによって子宮を収縮させたり、乳汁を分泌したりしているわけではない。オキシトシンをたっぷり出して、違う役割をしようとしているのだ。オキシトシンの別名は、「共感ホルモン」。誰かのために、ちょっとだけ役に立ちたい。そんな思いが、オキシトシンにつながっている。

ぼくは、さだまさしのことを、オキシトシンがいっぱいあって、人を幸せにしたいという気持ちの強い男だと思っているので、ついついボランティアをお願いしてしまう。彼も忙しいから、甘えちゃいけないと自制してはいるのだが、困難な状況のなかにいる人を見ると、ついついさだまさしに助けを求める。

東日本大震災後の二〇一一年初夏。津波と原発事故で二重のダメージを受けた福島県の南相馬に来てもらった。避難所の体育館に集まった一〇〇〇人ほどの被災者が、まさしさんの歌とトークで、泣いて笑った。

「鎌田先生、またいつでも呼んで。なんでも応援するよ」

と言ったあと、この気配りの人は、こんな提案もしてくれた。

「鎌田先生、お金が必要でしょう。福島には、いつでもボランティアで飛んで来ます。でも、福島じゃ入場料が取れないから、県外でお金を稼いで、福島の子どもたちを助けてあげましょう」

福島でのボランティアのため、県外で稼ぐ

二〇一二年四月、愛知県のスカイホール豊田で「いのちのメッセージ～鎌田實・さだまさし トーク&ライブ」を行った。チケットは、五八〇〇円と六三〇〇円の二種類。東北復興支援のためのチャリティコンサートということで、六〇〇〇人が集まってくれた。

ぼくは当時、車椅子。その一カ月ほど前に、スキー場で骨折してしまったのである。トーク&ライブの日は、ぼくら二人の兄貴分である原田泰治さんの美術館

のオープン記念にまさしさんが寄付した車椅子を、使わせてもらった。

「これから車椅子に乗って、電車を乗り継いで豊田市まで行くんだ」

そう泰治さんに話したら、

「じゃあ、おれの美術館の車椅子を貸してあげる。まさしくんがくれたものだから、それに乗っていけば、まさしくんも喜ぶぞ」

と言って貸してくれたのである。

ほれぼれするような、絵になる車椅子。長く座っていても疲れない。クッションがいい。まさしさんと泰治さんが、「車椅子を必要とする人たちも、きっと、きれいで軽くてカッコいい車椅子に乗りたいだろうな」と考え抜いて、特注でつくったというだけあって、見た目も乗り心地も抜群だった。

まさしさんは、長野県諏訪市にある原田泰治美術館の名誉館長を引き受けている。とにかく、あったかい集まり。オキシトシンだらけの仲間なのだ。

その車椅子に乗って、ぼくは人を幸せにするホルモン、セロトニンやオキシトシンの話をした。その後、まさしさんと二人で大笑いのトーク。

まさしさんは、「私は犬になりたい￥４９０」という、わけのわからない曲について話した。白い犬がお父さん役で出てくるＣＭのために書き下ろした曲で、

CDの値段も四九〇円。四九〇円で何ができ、何ができないかを朗々と歌い上げるのだ。

その歌詞を書くため、四九〇円でできることを探したという。たとえば、京成線に乗ると、四七〇円で上野から実籾《みもみ》という駅まで行ける。でも、実籾で何をするんだ？　何もすることはない。マクドナルドもない。方向を変えると、四五〇円で東京駅から横浜まで行ける。でも、海は見られても帰ってこられない。それが限界。吉野家の牛丼も、大盛りを頼むと四八〇円。味噌汁がつかない……。

大笑いである。発想が、めちゃくちゃおもしろいのである。このCDをぼくが、毎朝四時半に起きて聴いていると言うと、「ヘンな歌つくっちゃってごめんなさい」と笑いながら謝った。

まさしさんの『美しい朝』というアルバムに、「ママの一番長い日」という一三分二〇秒の歌がある。さすがに自分でも長すぎるかなと思っていたら、作曲家で指揮者でもあった山本直純《なおずみ》さんから、「おまえ、それはテレビやラジオにだまされているんだ。歌に時間制限なんかないぞ」と言われたという。以来、いつかもっと長い歌を書きたいと思っているという。

三五億円の借金があっても、へこたれない理由

発想がやわらかい。それが、さだまさしの強み。だから、どんな状況になっても、へこたれない。

スカイホール豊田で六〇〇〇人の聴衆を前に、ぼくはまさしさんが三二年前につくった借金について質問した。

「映画づくりで失敗をして、二八億円の借金をしましたよね」

「いや、金利を入れると三五億円」

まさしさんが二八歳のときだ。

「よく首を吊《つ》らなかったね」

ぼくは、たたみかけた。

「死のうなんて全然、考えなかった。お金を貸したヤツが悪いと思ったもん。でも次の瞬間、ふと、ぼくは貸したほうの身になるの。さだなら返せると思ったから、貸してくれたんじゃないか、と。三五億なんて絶対に返せないと思っていたんだけど、相手の身になってみたら、『ああ、そうか。ぼくは返せるはずなんだ』と思えた」

それからは、とにかく返すことだけを考えた。破産したほうがラクになると言ってくれる人もいた。でも、そうしたら、さだまさしなら返せると思って貸してくれた人が困るだろうな、がっかりするだろうな、と思ったという。

相手の身になって考えている。相手の身になって考えるとき、オキシトシンが出るのだ。まさしさんが借金のストレスに負けないで、ストレスを緩和できたのは、相手の身になって考え続けたからかもしれない。

ぼくたちの体内では、生きているだけで日々、「フリーラジカル」が発生している。体を酸化させて、正常な遺伝子や細胞膜を次々と破壊する、いうなれば老化や病気の元凶となる物質だ。最近、よく耳にする活性酸素も、その仲間である。

ストレスがかかると、このフリーラジカルや活性酸素が増加してしまうのだが、オキシトシンはそのスカベンジャー（捕捉剤）として働く。フリーラジカルや活性酸素が体内で連鎖反応を起こすのを食い止める作用があるといわれているのだ。

つまり、利他的な行為は、自分自身の体を病気から守り、アンチエイジングにもなるのである。

三五億円もの借金を背負い、それを返し続けていたら、普通ならそのストレスで血管がボロボロになり、病気にならなくても老化が著しいはずだ。でも、まさしさんは相変わらず若々しく、世界じゅうを飛び回っている。それは、彼がオキシトシンの人だからだ。

スカイホール豊田で行ったトーク&ライブの収益を、福島の子どもたちを支えるNPOやボランティア団体、子どもを必死に守ろうとしているお母さんたちの集まりに配って歩いた。まさしさんと二人、丸一日がかりで。どれも、国や日本赤十字社や赤い羽根共同募金からはお金が行かない小さな団体だ。

ぼくは、ほんのちょっとスピーチをした。まさしさんは、折りたたみのギターを持参していて、お金を渡すたびに一曲歌った。

みんな、大笑いしながら、歌を聴いてくれた。そのうち突然、何人かが涙を流し始めた。泣いたり、笑ったり、大忙し。

まさしさんの歌に、みんなが抱きしめられている。歌いながら、まさしさんの脳内に、オキシトシンがどんどん出てくる。同時に、さだまさしと触れ合ったたくさんの人たちも、オキシトシンをがんがん出していたような気がする。

相手の身になるというのは、道徳でも、倫理でも、哲学でもない。みんなが、そして自分自身が、健康で長生きをするための、幸せに生きるための「具体的な戦術」なのだと思う。

相手の身になれば、生きる力を支えてくれるオキシトシンがいっぱい出る。

誰かへの「親切」は、やがてブーメランのように戻ってきて、きっと、あなたを助けてくれる。

大きな愛に満ちた市川團十郎的生き方

二〇一三年二月三日、十二代目市川團十郎《だんじゅうろう》さんが亡くなった。歌舞伎の名跡のなかでも最たるものといわれている市川一門の宗家。重厚な存在感と愛嬌《あいきょう》を併《あわ》せ持つ、スケールの大きな芸で知られた歌舞伎界の宝だった。

一二年一二月に肺炎で入院。白血病細胞が再び見つかったようだ。再々発だったかもしれない。

白血病という重病を克服しつつあったとはいえ、もう何年も健康に不安を抱えていた。にもかかわらず、團十郎さんは、歌舞伎役者として活躍するかたわら、社会貢献も積極的に行ってきた。一一年には全国骨髄バンク推進連絡協議会の会長に就任し、全国を駆けめぐっていた。

それでなくてもお忙しいのになぜ？　團十郎さんと対談したとき、ぼくは単刀直入に聞いてみた。返ってきた答えが、実にカッコよかった。

「銀河系宇宙には二〇〇〇〇億個の星があるといわれていますが、私たちの体は六〇兆個の細胞でできています。私たちが好き勝手に暴飲暴食をしているかげで、六〇兆個の細胞が文句も言わず働いてくれているのです。ですから、大病したあと、少しは体を大事にしようと思うようになりました。

と同時に、それは社会においても同じじゃないかと考えたんですね。自分は一人で生きているつもりでいたけれど、実は、大勢の人に支えていただいている。その方たちに、『ありがとう。ご苦労さまです』という気持ちを持ちながら生きてきました」

細胞一つひとつの役割にまで思いを馳せているのがすごい。六〇兆個の自分の細胞にも、ファンや芝居仲間や裏方さんにも、宇宙にも、感謝の気持ちを抱いている。

白血病の患者さんたちにも気を遣っている。歌舞伎に招待し、楽屋までお招きしていた。みんな、すごく感激するだろうな。

「ええ、とても喜んでくださいます。気持ちで免疫力が上がりますから、ネガティブよりポジティブな気持ちでいたほうがいいんですよね」

大切なことがよくわかっている。偉い人だ。

白血病の治療は無間《むげん》地獄だった

團十郎さんが急性前骨髄球性白血病と診断されたのは、二〇〇四年五月。白血病のなかでもタチが悪く、コントロールのしにくい病気だ。息子の新之助さんが十一代目海老蔵を襲名した、襲名披露の最中のことだった。

抗がん剤で治療してよくなった。自分では「治った」と思ったけれど、医師からは「寛解《かんかい》」と言われた。「寛解ってなんだ?」と不思議に思い調べると、辞書には「病気そのものは完全に治癒していないが、症状が一時的または永続的に軽減あるいは消失すること」と書かれていた。

やがて、説明を聞いてもよくわからなかったことが、身をもって痛いほどわかってきた。一年がたち、もうだいじょうぶと思っていたころ、怪しい細胞が現れたのだ。検査の結果は、白血病の再発。

治癒率もうんと下がる。まわりも暗い空気になった。絶体絶命のピンチである。それでも團十郎さんは負けなかった。なにくそ、と思った。

このとき團十郎さんが受けたのは、「自家末梢血《まつしょうけつ》幹細胞移植」という治療法。大量の抗がん剤で白血病細胞を徹底的にたたこうとすると、造血機能まで破壊されてしまう。だから、その前に、まず自分の血液（末梢血）から血液のもととなる幹細胞を取り出しておく。そうして抗がん剤治療を行ったあと、末梢血幹細胞を戻す。これが自家末梢血幹細胞移植だ。

末梢血幹細胞は、ノーベル賞を受賞した山中伸弥《しんや》先生が研究しているｉＰＳ細胞に少しだけ似ている。ｉＰＳ細胞のように、体を構成するさまざまな細胞になれるわけではないけれど、血液のいろいろな成分となる多様な可能性を持っている。この幹細胞の入った液を静脈から点滴のように入れると、血流にのって幹細胞が骨髄にたどりつく。すると、三週間ほどで造血機能が再生し、また白血球や血小板や赤血球をつくり出してくれるのである。

ぼくが理事長をしている日本チェルノブイリ連帯基金では、チェルノブイリ原子力発電所の汚染地域に九七回医師団を派遣してきた。その大きな目的は、事故のあと急増した甲状腺がんや白血病の子どもを救うこと。團十郎さんが受けた自家末梢血幹細胞移植を、現地のドクターたちにずっと指導してきた。高い効果を期待できるが、患者さんにとっては非常に苦しい治療法でもある。

團十郎さんも当時を振り返り、こう口にした。

「あれは無間地獄でした」

トータル・セル・キル（total cell kill）――すべての白血病細胞を殺そうとして大量の抗がん剤を一度にガーンと入れるため、激烈な副作用が出る。嘔吐《おうと》、下痢、喉や唾液腺の炎症、皮膚の発赤、脱毛……。光や物音に過敏になり、ほんのわずかな光、ほんのちょっとした物音にも耐えられなくなった。こんなつらい地獄があるのかと思ったという。もうダメだ、もう嫌だ、と何度も思ったという。

医師団も團十郎さんも家族も全力投球だった。白血球が再びつくられるようになるまでは、細菌やウイルスなどに感染しやすくなるため無菌室で過ごさなければならない。この時期、イライラして周囲の人に当たってしまいがちなのだが、團十郎さんは、とにかくじっと横になってがまんした。イライラ、ギスギスしないというのだ。

イライラしても、なんの役にも立たないことがわかっている。交感神経を緊張させ、歯をぐっと噛《か》みしめて耐えながら、バランスよく副交感神経を刺激する。そのためにはイライラしないことだ。そうしたほうが、リンパ球が増える。つき添ってくれている娘さんに感謝しながら、ただひたすら次の歌舞伎で何をやろうかを考えて耐え抜いたという。

市川團十郎は奇跡を起こし、生き返った。

「少しよくなって、主治医から『五月には舞台に復帰できるでしょう』と言われると、歌舞伎十八番の一つ『外郎売《ういろううり》』をやろうと決めました」

『外郎売』には〈せっしゃおやかたともうすは〉で始まる早口言葉のような台詞がある。

〈きく、くり、きく、くり、みきくくり、あわせてきくくり、むきくくり。むぎ、ごみ、むぎ、ごみ、みむぎごみ、あわせてむぎごみ、むむぎごみ〉という具合に、舌を嚙みそうな口上が延々と続く。だからこそ、あえてその演目を選んだ。

対談の場で、ぼくにこの台詞を聞かせてくれた。やわらかかった目が急に鋭く光った。目力《めぢから》がすごい。

再び話を始めると、またふっと目がやわらぐ。

「脳にまで抗がん剤が入ったから不安もあったんですが、試しにやってみたら、ちゃんと言えました」

〇六年五月、復帰後の初舞台で、以前と変わらず『外郎売』の口上を言い終えたときは、涙が出るほどうれしかったという。

自分の体をつくっている細胞にも感謝

今度こそ治った——そう思った。しかし、さらに苦難は続く。

二〇〇七年三月、息子の海老蔵さんとパリのオペラ座で初の歌舞伎公演を成功させた。その後、再び体調が崩れた。輸血をしても輸血をしても、貧血が進む。白血病の再々発ではなく、骨髄機能の異常によって正常な血液細胞がつくれなくなる「骨髄異形成症候群」と診断された。

骨髄異形成症候群は、加齢が理由で自然になることもあるが、團十郎さんの場合、おそらく大量の抗がん剤を使ったことによって、骨髄の血液をつくり出す力が弱まってしまったのだろう。こうなると、骨髄移植をするしかない。

幸い、妹さんと骨髄の型が適合。〇八年七月下旬、骨髄移植を行った。このときは、大量の抗がん剤を使う従来の移植法ではなく、抗がん剤の量を減らして行う「ミニ移植」という療法だったため、副作用も無間地獄と思うほどではなく、乗りきることができたという。

そして一二年春。もう免疫抑制剤も使わなくていいと主治医に言われ、目に見える形での大きな治療は終わった。八年間の厳しい闘いに勝った、と思った。

もちろん、もう再発しないという保証はない。疲れすぎて、抵抗力が落ちれば、すぐ体調が悪くなる。肺炎などの感染症にもかかりやすい。にもかかわらず、團十郎さんは負担が増すのを承知のうえで、全国骨髄バンク推進連絡協議会の会長になった。ぼくの友人でもある前会長の大谷貴子さんや、主治医である虎の門病院の谷口修一先生から依頼され、快く引き受けたという。本当は、歌舞伎の仕事で手いっぱいのはずなのに……。

自分の体をつくっている六〇兆個の細胞に感謝しながら、自分を支えてくれる社会のシステムにも感謝しながら、少しでも誰かのために役に立ちたい、困難な状況のなかで自分と同じように病気と闘っている人たちを支えたい、という思いが、團十郎さんを突き動かしていた。

白血病の再発を乗り越えるのは難しい。それどころか、骨髄異形成症候群という試練も乗り越えようとしていた。すごい人だ。その強さの源はなんなのか。

市川團十郎的生き方が奇跡を生み出しているように思った。共感ホルモンのオキシトシンを大量に分泌する生き方。それが彼を強くしていたのではないだろうか。

最初に受けた寛解導入療法のとき髪の毛が抜け、それ以来、坊主にしている。團十郎さんと話していて感じるのは、目力の強さ。目に並ならぬ力が宿っている。

ぼくよりも二歳年上だが、とても若々しい。白血病を発症し、病気と闘っていた最中も、動けるようになると筋肉が衰えないよう、病室のなかで足踏みをしたり歩いたりし続けていたという。

大好きな歌舞伎に対する思いも強い。歌舞伎に詳しくないぼくに、一七世紀に活躍した初代市川團十郎以来のお家芸である「荒事《あらごと》」についてわかりやすく丁寧に説明してくれた。

「市川家の荒事というのは、勧善懲悪が土台になっています。英雄が弱きを助け、巨悪をくじく。その精神を根本としてやってきたのが荒事なんです。

ただ、これはなかなか難しいこと。世の中はともすると、強きにへつらい弱きをくじくほうに流れがちです。最近は、この勧善懲悪の精神が衰退しているように感じます。歌舞伎を通して日本人が培ってきた精神を取り戻してほしいと思います」

「歌舞伎に興味を持つ若い人たちも増えてきているようですね」

と水を向けると、あの大きな目の力がさらに強まった。

「興行というのは、どうしても日が当たるときと下火になるときがあります。ただ、世界じゅうの古典芸能のなかで、歌舞伎は興行として成り立っている。ありがたいことです。

歌舞伎の演目は、主に江戸時代につくられたものですが、現代に通じるものがなければ観てもらえない。今でも観ていただけているということは、現代にも通用するということであり、そこは誇っていいと思います。日本文化の良質な連鎖を守り、未来につないでいくのが、私たちの仕事です」

おまけのような命。誰かのために生きたい

團十郎さんは、心の底から愛し、誇りに思っている歌舞伎の舞台に立ち続けた。そのたびに、市川團十郎を形づくっている六〇兆個の細胞一つひとつが、再び元気になっていく。再発しても負けなかったのは、歌舞伎があったからだと想像する。

自分と同じ白血病患者のために、歌舞伎を観に来てくれるお客さまのために、裏方で支えてくれているスタッフのために、そして日本文化のために……と思いながら活動するたび、團十郎さんの脳では、きっとオキシトシンががんがん分泌されていたのだろう。そうして、まわりも自分も幸せになっていった。

重くつらい病気になった。ぼくがお目にかかったときも、闘いの渦中にあった。対談中、彼は何度もこんな言葉を口にした。

「おまけのような命です。だからこそ、誰かのため、何かのために生きたい」

おまけのような命。いい言葉だなあ。

ぼく自身は、がんにもなっていないし、脳卒中にも心筋梗塞にもなっていない。四八歳のときパニック障害になったけれど、再発もない。一二年の秋にヘルペスになり、後遺症の神経痛に悩まされたが、團十郎さんの病気に比べれば病気ともいえないようなものだ。

そんなぼくだけれど、「おまけのような命」という言葉に大いに共感した。

考えてみると、実の父と母が赤ん坊だったぼくを育てられず手放したときから、ぼくもまた、おまけのような命を生きている。岩次郎とふみという新しい両親が拾ってくれなければ、もしかしたら一歳で死んでいたかもしれない。そう考えたら、そのあとはみんな、おまけみたいなものなのだ。

おまけのような命と思えば、怖いものはない。

自分だけの小さな幸せにとらわれず、生きていきたい。病を押して、誰かのため、何かのため、懸命に走り回っていた團十郎さんのように。

そして、そんな市川團十郎的生き方こそが、結局は、自分自身を幸せにすることにもつながるのだと思う。

團十郎さん、ぼくは市川團十郎という一人の人間を尊敬しています。重くつらい病気を抱えながら泣き言を言わず、闘い続けたあなたを、心から尊敬しています。新しい歌舞伎座で、もうあなたを見ることができないなんて、信じられません。残念です。

思いやりと共感が人生を変える

日本の多くの地域が、医師不足という問題を抱えている。やっと医師がやって来ても、数年でまた変わってしまったりする。ドクターが地域のことを考え、そこに住む患者さんの身になってくれたら、地域にとって、患者さんにとってこんなにうれしいことはない。でも、そういう幸せな地域は、今や数少ないのである。

仙台で、国民健康保険直営診療施設の地域医療学会が行われた。国民健康保険が施行されたとき、せっかく保険に入ったのに医療が受けられない地域があっては不公平ということで、過疎地に国保の診療所や病院がつくられた。諏訪中央病院も、その一つだ。

学会のランチョンセミナーで、ぼくが座長を務めた。若い医師や看護師たちに地域医療の魅力を知ってもらおうという、新しい企画だった。

セミナーのスピーカーは、福井県にある名田庄《なたしょう》診療所の中村伸一ドクター。

数年前、ＮＨＫの「プロフェッショナル 仕事の流儀」という番組で、中村の仕事ぶりが「地域医療のニューウェーブ」として紹介された。日本じゅうから注目を集めている地域医療の旗手の一人である。「飽きっぽい自分が、なぜ地域医療にのめり込み、続けることができたか」という話をしてくれた。

人に親切にすると自分の幸せ感も強まる

中村ドクターは医師になって三年目の二八歳のときに、福井県の最南端、名田庄村（現・おおい町名田庄地区）に赴任した。この地区にある唯一の診療所の、たった一人の常勤医師である。

人口約三〇〇〇人。その三割を、六五歳以上の高齢者が占める。そこで彼は二〇年あまり、外来患者の診察やＸ線など検査機器の操作に加え、健康診断や訪問診療、自分の家で最期を迎えたいという末期がん患者さんたちのため在宅での看取りを行ってきた。ケアマネジャー（介護支援専門員）の資格も持っている。スーパーマンだ。何から何までやってしまう。名田庄地区の在宅死亡率は四割超。全国平均の二〜三倍にのぼる。

ＮＨＫで取り上げられるだいぶ前から、中村は地域医療や総合医療を目指す仲間から高い評価を得てきた。交通不便な山間部にあるというのに、名田庄診療所は高い志を持つ医学生や研修医たちの憧れ。八年間で一一人のレジデントの地域医療研修を引き受けてきた。正式な初期研修ではない簡単な研修には、医学生や青年医師が年間数十人もやって来る。

最近の若い医師は、都会の大病院での救急医療や高度医療が好きで、僻地《へきち》の診療所なんかには目を向けない……なんてよく言われるが、実際はちょっと違う。魅力的な診療所には人が集まっている。田舎の小さな病院にも若者たちはやって来るのだ。

諏訪中央病院も田舎にあるが、研修医の憧れの病院の一つになっている。三六二床の病院ながら、茅野《ちの》市、諏訪市、原村で暮らす約一一万人の命を守るため、救急医療も高度医療も過不足なく展開してきた。もちろん、都会の大病院と比べたら差があるだろう。でも、あたたかな医療という点では、どこにも負けないという自負がある。だからこそ、若い医師たちがたくさん集まって来てくれるのだと思う。

中村は、面倒見がよく、教育熱心である。名田庄診療所にやって来たレジデントたちは、ここで地域医療のあるべき姿を学んでいく。

学会のランチョンセミナーで、ぼくは中村ドクターに「いい話ばかりではなく、つらい話や失敗談も聞かせてほしい」と頼んだ。すると、こんな話をしてくれた。

赴任して三年目のこと、肩の痛みを訴える患者さんを診察した。長距離運転のあと、酒を飲んだという。薬を渡し、自宅に帰した。数時間後、その患者さんは具合が悪くなり、もう一度診療所にやってきた。そのとき、初めて気がついた、くも膜下出血を見逃してしまった可能性があることに……。近くの総合病院に救急搬送しCTスキャンを撮ると、心配したとおりの結果だった。

いい医者になればなるほど、安易にCTを撮らない。一回の胸部CTでも放射線を六・九ミリシーベルト浴びる。だから、頸部硬直という所見があるかどうかとか、痛みの種類や経過を聞くなかで、くも膜下出血であることを否定できれば、よけいな被曝《ひばく》をさせたくないと考えるのだ。ただ、ときには難しい症例もある。中村が見逃したのも、そんなケースだったのだろう。

その患者さんの家族に、中村はひたすら詫《わ》びた。自分を責め、医師を辞めようとさえ思った。でも、そんな彼を、ご家族のひと言が救ってくれた。

「失敗は誰にでもある。お互いさまだ」

それまで彼が行ってきたことや村に対する姿勢を評価し、許してくれたのである。

これは、地域の人たちが利他的になったということ。中村に共感し、同情心を出してくれたのである。そうすることによって、中村ドクターに名田庄にいたいという気持ちを抱かせ、地域にとっても大きなプラスになる。もちろん、情けをかけてもらった中村伸一にとっては、忘れられない人生の思い出になる。

相手の身になると、ストレスが少し消える。心も体も健康になっていく。どんなに不幸だったとしても、グチったり、なんで俺は不幸なんだと思うのをちょっとやめて、とりあえず相手の身になってみよう。すると、人生が変わってくる。

脳というのは、可変性が強い。思い込むことによって、本当に少しずつ変わっていくのである。いつも人に親切にすることを心がけていると、満足感や幸せ感が強まってくる。自分のためだけに我を張って生きていたときよりも——そうそう、我を張って生きることを、がんばるって言うのだ——相手の身になっているほうが、自分の満足感や幸せ感が強くなるという不思議なことが起こる。自分のために、とガツガツがんばりすぎないことが大事なのである。

人との絆を大事にするときに、オキシトシンが分泌される。人を好きになったり、ハグをしたり、セックスをしたりするときにも分泌されることがわかってきた。

一人ひとりが自分のなかで幸せを感じながらオキシトシンを出していけば、地域や職場の人間関係もよくなる。家庭のなかだけではなく、職場でも地域でも、オキシトシンという共感ホルモンが重要だということがわかる。

あたたかさが地域を守ってくれる。いい医師を育てる

中村ドクターは、申し訳ないと思いながら、この失敗を機に、さらに名田庄が好きになったという。同時に、医師としての自分を見守り、育てようとしてくれている地域の人たちの期待を、ひしひしと感じたという。

正直、名田庄診療所に赴任してしばらくは、「若いうちの苦労」のつもりで、長居をする気などさらさらなかった。「難しい手術をこなす外科医になりたい」という医学生時代の夢を引きずってもいた。でも、ふがいない自分を医者として認め、頼りにしてくれる村人たちのあたたかさを肌で感じ、患者さんと心を通わせられる小さな診療所ならではの喜びを知り、この土地で長く地域医療にたずさわっていこうという決意を固めていく。

「名田庄と結婚しようと思いました」

どこにも、がまんや無理はない。がまんなんかして、無理して、村にいようと決めても、結局は長続きしないのだ。

やがて中村は、病気になってでも家族とともに過ごしたい、住み慣れた家で逝きたいという患者さんたちの願いに応えようと、訪問診療に力を入れ始める。そして、行政を巻き込み、ヘルパーさんや保健師さんたちと緊密に連携して、患者と家族を支える在宅ケアシステムをつくり上げていった。

でも、一人であまりにもがんばりすぎていたのだろう。二〇〇三年、今度は中村自身が慢性硬膜下血腫と診断された。脳と硬膜の隙間に血がたまる病気で、血腫が脳を圧迫して痛み、放っておくと歩行障害や意識障害なども起こる。

手術と療養のため、診療所を離れることになった。二カ月後に復帰して、驚いた。時間外診療や休日診療の救急患者数が、以前の約一〇分の一以下に激減したのである。中村の体調を心配し、地域の人たちが気を遣ってくれたのだ。

地方の人はあたたかい。命を救うことができなくても、「ありがとう」とか、「先生、もういいよ。精一杯やってくれたんだから」などと言ってくれる。そういう言葉に、ぼく自身も支えられてきた。医師が患者さんの身になるだけではなく、地域の人たちが医師の身になってくれるのである。

医師が定着しないで困っていた村の人たちが、中村を、患者の思いに寄り添うことのできる地域医療のプロフェッショナルに育てた。

住民と医師が、お互いに相手の身になって考え、オキシトシンを出し合いながら行動することで、日本じゅうにあたたかな地域医療が育っていったらいいな。

女にモテモテのおじいちゃん

ケアハウスに住んでいる七九歳の男性と旅をしたことがある。五五歳の女性が一緒だった。自分でホームヘルパーを雇って連れてきたのかと思って聞いてみると、男性は小指を立てた。オンナなんだという。

お金持ちじゃない、普通のおじいちゃん。しかし、この男、魅力的なんだ。肌と肌が触れ合う相手がいるから、魅力が増していく。おそらくオキシトシンがたっぷり出ているのだと思う。

ぼくの外来に通って来る七八歳のおじいちゃんは、ときどきバイアグラを二錠欲しいと言う。二錠というのが、またいい。差し当たって使うことを計算して、二錠と注文するのである。なんか生活感があって、微笑ましい。なんとなく頼みづらいことなので、「先生、二〇錠出してくれや」と言えば、しばらくは安心なはずなのに、いつも必ず二錠。奥さんは亡くなっている。

このおじいちゃんは、とてもしっかりした人で、子どもを大切にしている。子どもたちのために家を建て、それぞれ自立させて、自分は今も仕事を続けている。朝三時から仕事をしているという。めちゃくちゃ元気なんだ。稼いで、また孫たちにお小遣いをやりたいという。

子どもや孫を大事にする一方で、「俺には俺の人生がある」と言う。がまんしていない。八〇歳近い今も、たぶんガールフレンドとの関係があるから、オキシトシンががんがん出ている。だから、ますます元気になって、お子さんやお孫さんたちを大切にして、さらにオキシトシンが分泌されるのだろう。

実は、この男、地域も大事にしていて、地域のなかで重要な役割を果たしている。同じ地域に住む女性と関係があるのはまずい、まわりがギスギスするということも、ちゃんと心得ている。だから、どうも遠くの女性とつき合っているみたいだ。

女性と触れ合うことによって、ますます魅力が増し、若々しくなり、人のために活躍できるようになる。地域のために働くことによって、どんどんオキシトシンが分泌され、元気が出て、女性にモテる……。そんな好循環が生まれているように思う。

社会的行動に関わる脳の領域が発達しているから、コミュニケーションが上手。相手の心を読むのも得意で、女性がどんなふうに思っているのかがわかる。今は女性の気持ちがわからない男性が多くなってきている。その点、相手の身になることができるこのおじいちゃんは、年をとっても女性がついてくるのだ。

触れ合いが減ると優しさも消えていく

やはり外来患者の一人である六五歳の男性の奥さんから、ある日、連絡をもらった。

「優しかった夫が暴力的になった。私に対しても、ひどいことを言ったりする。以前は孫をかわいがっていたのに、このごろは、なぜか邪険にするようになった」

と言うのだ。

この男性は、定年退職したばかりだったので、ぼくは初め、その精神的ショックかなあと思った。仕事人間が急に仕事を辞めると、こういうふうに性格が変わってしまうことがある。「もうしばらく気長に様子を見ましょう」と、奥さんに説明した。しかし、答えは違っていたのである。

彼には前立腺がんがあって、泌尿器科でも治療を受けていた。腫瘍の成長を止めるために、男性ホルモンの働きを遮断するような薬を使っていた。がんの治療をする前は夜の生活も強い人だった、と奥さんから聞いた。どうやら、薬の影響で夜の生活ができなくなり、短気になっていたようだ。

この人の性格が暴力的なのではない。性ホルモンによって、古い脳が操られているのだ。

人間の脳のなかで、延髄、橋《きょう》、中脳、間脳を合わせた脳幹は、爬虫《はちゅう》類の時代から脊椎動物が共通して持っている部分。「爬虫類脳」とも呼ばれ、呼吸、心拍、体温調節、消化など基本的な生命維持活動を担っている。特に、間脳の視床下部というところは、自律神経と内分泌系をコントロールする要。摂食行動や性行動、睡眠といった本能的行動と、怒りや不安などの情動行動の中枢でもある。

この古い脳は、生き抜くために大切な脳だ。ぼくたちのなかにも、食欲、睡眠欲、性欲、攻撃欲がある。性格が変わってしまったように見えた六五歳の男性の場合、薬によって古い脳が乱されたのだろう。

薬の作用に加え、さらにオキシトシンも関係していそうだ。これまでは、奥さんと触れ合うことでオキシトシンが分泌され、オキシトシンが出ることによって奥さんを守ったり、孫を大事にしたりしていたのである。しかし、触れ合いがなくなったことでオキシトシンの分泌が減った。それが、イライラにつながっていったのではないか。

性ホルモンや脳内神経伝達物質がその人の心のあり方に——正確には脳の働き方になのだろうけれど——影響を与えているということである。一歩間違うと、この男性は短気で暴力的で、わけのわからん嫌なおじいちゃんになってしまうところだった。

泌尿器科の先生と相談し、薬を変えたことによって、男性の性格はまた明るくなった。奥さんから、喜びの連絡が入った。夜の生活も、以前の元気だった状態に戻ったという。お孫さんにも優しくなった。

オキシトシンは、愛情ホルモンとか思いやりホルモンなどといわれている。なるほどなあ、と思う。好きな人がいて、その人と肌が触れ合うことによって、このホルモンが分泌される。オキシトシンが出ることによって、気持ちが優しくなったり、ほかの人との距離のとり方が上手になったりする。そうして人との関係が円滑になれば、愛情豊かな、幸せな時間を過ごせるようになっていく。

このオキシトシンという不思議な神経伝達物質を、たくさん分泌させられれば、生き方も変わるんじゃないかと思う。

オキシトシンを出しながら誰かのために何かをしてあげて、それがうまくいくと、当然、達成感が生じる。達成感が生じれば、やはり神経伝達物質の一つで、快感をもたらすドーパミンがたくさん分泌される。ますます幸せを感じられるようになる。また、オキシトシンには、感染症を予防したりストレスを緩和したりする作用もあるので、生き抜く力も強くなっていく。

性的行動によってオキシトシンが出るのは、もちろん男性だけではない。女性だって、豊富に分泌される。必ずしもセックスをする必要はない。ハグしたり、触れ合うだけでもオキシトシンが出ることがわかっている。

照れたり、避けたりしないで、いくつになってもパートナーとハグをし、触れ合おう。夫婦や恋人との間のセクシュアルな触れ合いだけでなく、家族や友達、ペットとのスキンシップ、心の触れ合いも大切なのだ。

それでも私は憎まない

二〇一二年の夏、一人のパレスチナ人医師とガザで会う約束をした。

ガザ地区——イスラエル中西岸、地中海に面するパレスチナ自治区。東西約一〇キロ、南北約三〇キロ、東京二三区の半分ほどの面積に約一五〇万人が暮らしている。

自治区といっても、巨大な牢獄《ろうごく》に近い。イスラエルによる封鎖政策が続き、人も物資も自由に出入りできない。高いところでは八メートルもある分厚い分離壁で囲まれ、検問所には機関銃を抱えたイスラエル兵たちが立っている。

そんなガザ地区で、イッズディーン・アブル＝アイシュという名のパレスチナ人医師と、話をすることになっていた。

二〇一一年に、ぼくは『アハメドくんの いのちのリレー』（集英社）という本を出版した。ガザとは別のパレスチナ自治区、ジェニンという難民キャンプで実際にあった出来事をもとに書いた絵本である。

アハメドという一二歳のパレスチナ人少年がイスラエル兵に狙撃され、脳死状態に陥った。イスラエルの医師から臓器移植の説明を受けた少年の父親は、息子の臓器提供を承諾した。敵であるイスラエルの病気の子どもたちに、心臓や肺や肝臓や腎臓が移植された。

愛する息子を殺されながら、そのお父さんはどうしてそんなことができたのか……。ぼくは、難民キャンプに住む少年の父親を訪ね、話を聞いた。少年の心臓を移植されたサマハちゃんというイスラエル人の少女と、その家族にも会いに行った。

そうして五年がかりで、一冊の絵本を完成させ、まず日本語で出版。その後、自分のポケットマネーや、ぼくがテレビコマーシャルに出ているアテントというおむつを製造している製紙会社からの支援で、三種類のプレゼント用絵本をつくった。パレスチナの人に読んでもらうためのアラビア語版、イスラエルの人に読んでもらうためのヘブライ語版、そして世界じゅうの人に読んでもらうための英語版の三種類である。

翌年、その絵本をプレゼントしながら、ガザ地区に住む作家や保母さんや教師たちと、命や平和についてディスカッションをして歩いた。そのとき、イッズッディーン医師の友人と知り合い、相談を受けたのである。その相談とは、彼が書いた『I Shall Not Hate（私は憎まない）』という本を日本で出版できないだろうか、というものだった。イッズッディーン医師自身の半生をつづったノンフィクションで、アメリカやヨーロッパではベストセラーのきざしがあった。

イッズッディーン・アブル＝アイシュは、パレスチナ難民キャンプで生まれた。貧しかったが、学校の先生の応援で勉強を続けることができた。エジプトのカイロ大学で医学を学ぶと、彼は、イスラエル初のパレスチナ人研修医としてイスラエルの病院に勤務する。よその国に行くことも可能だったが、あえてイスラエルで働くことを選んだという。医師である自分が、パレスチナとイスラエルとの間に平和をもたらす使者になれたら……と考えたのである。

イッズッディーンは学生時代、イスラエルの農場に一週間泊まり込みでアルバイトをしたことがあった。雇い主のイスラエル人家族は、みんな親切だった。二〇年後にその家族と感動の再会を果たしたときには、難民キャンプ出身の彼が一人前の医師になったことを我がことのように喜んでくれた。

医師になってから、イッズッディーンはイタリアやベルギーで不妊治療を学んだ。アラブの世界は男性優位。厳しい自然環境のなかで生き抜くために、男性がものごとの判断を決めるのが伝統になっている。だから、夫婦に子どもができないと、不妊の原因を女性だけに押しつけた。「実のならない木は切ってしまえ」という考えが一般的だった。そんな迫害されている女性を救いたいと思い、不妊治療を学ぼうと考えたという。

やがて結婚すると、ガザ地区に家をつくった。子どもは八人。アフリカやヨーロッパやイスラエルの病院で働きながら、腕を磨いた。豊かとはいえないが、幸せだった。

しかし、二〇〇八年、妻が急性白血病になってしまう。ガザの外にある病院に行くにも、家に戻るにも、何カ所もの検問所を通らなければならない。通行許可はなかなか下りず、下りても検問を通るには時間がかかった。許可証があっても、通れないときもあった。

そんなことを繰り返すうちに、妻の容体が急変した。イッズッディーンが病院にたどり着いたときには、すでに意識不明。結局、意識を取り戻すことなく、妻は逝ってしまった。

それから数週間後、さらなる悲劇に見舞われる。〇八年の暮れ、イスラエル軍がガザ地区全域に空爆を開始したのだ。

年が明けると、戦車や砲撃隊による地上侵攻も始まった。たくさんの命が失われた。イッズッディーンの家も爆撃を受けた。それだけではない。彼の目の前で三人の娘たちが、イスラエルの砲撃で亡くなったのである。

彼は、知り合いのイスラエル人テレビジャーナリスト、シュロミー・エルダールの携帯電話に連絡をした。ちょうど生放送中だったエルダールは、娘を失って錯乱するイッズッディーンの嘆きを、テレビを通してイスラエルに、そして世界じゅうに伝えた。イスラエルが停戦宣言を出したのは、その数日後のことだった。

このときイスラエルに停戦を宣言させたのは、イスラエル全土に伝わったイッズッディーンの嘆きの声だったのではないか、とエルダールは言っている。生々しい彼の悲しみが、これまでガザで起こっていることから目を背け耳をふさいできた多くのイスラエル人の心を動かしたのだ、と。

世界を変えるための一歩

その後、イッズッディーンは、生き残った五人の子どもを連れてカナダに移住。

現在は、トロントにある大学の公衆衛生大学院で准教授を務めている。そして二〇一一年、『I Shall Not Hate』を書いた。「それでも私は憎まない」という意志を表明するために。愛する娘たちを殺したイスラエル兵を憎むのではなく、イスラエルとパレスチナの子どもたちの未来のために、平和への道を模索したいと考えたのである。

ぼくの絵本の主人公、殺されたアハメド少年のお父さんのイスマイルさんも、憎しみを横に置いて、病気に苦しむイスラエルの子どもたちを助けるため臓器提供を承諾した。

イッズッディーン医師は三人の娘を殺されたにもかかわらず、「それでも私は憎まない」と断言する。何よりも平和が必要と考えているのだ。

彼は、イスラエル人のドクターたちとの交流を通して、「人間は理解し合える。信じ合える」と確信できるだけの経験を積んできた。産婦人科医として、イスラエル人やパレスチナ人の女性を診てきた。「人間は、みんな同じだ。同じ人間として尊敬し合える」と、固く固く信じているのである。

結局、ぼくはガザ地区でイッズッディーン医師と会えなかった。彼にはイスラエルへの入国許可が下りず、ガザに入れなかったのである。

会えなかったけれど、ぼくは『I Shall Not Hate』を日本で出版できないかと懸命に動き回った。一読し、とてもすばらしい本だと思ったからだ。そして、彼の主張と、ぼくが『アハメドくんの　いのちのリレー』という絵本で訴えたかったことが重なっていると感じたからでもある。

アハメドくんの父、イスマイルさんは、ぼくの書いた絵本を気に入ってくれた。彼の平和活動を支持しているフランスやドイツの民間グループの支援を得て、ぼくの本をフランス語とドイツ語で正式出版するため、奔走してくれている。ヨーロッパで出版されたら、印税はすべてパレスチナの子どもを守る活動に寄付するつもりだ。イスマイルさんがぼくの本のため力を尽くしてくれているように、ぼくもイッズッディーン医師の役に立ちたい、と思った。

努力の甲斐《かい》あって、やっと日本でも『I Shall Not Hate』を出版できることになった。二〇一三年じゅうには実現しそうだ。イッズッディーン医師の本が日の目を見るとき、ぜひ彼を、ぼくが日本へ招待したいと思っている。パレスチナの少年の心臓をもらったイスラエルの少女、サマハちゃんも一緒に招待して、命と平和の講演会を開きたいと思っている。（※編集部注・二〇一四年一月亜紀書房より

「それでも、私は憎まない」として刊行。同年二月イッズッディーン医師来日講演実現）

ひどいことをされれば、相手を恨んだり、憎んだりしてしまいがちだ。でも、人間は憎しみや絶望を乗り越え、前を向いて生きていくことができる。

そのとき大きな力となるのが、他者を思いやるときに出てくる思いやりホルモン、オキシトシンだ。オキシトシンは、信頼感や開放性、外向性、利他性をつくり出す。さらに、相手の身になる利他的行動ができやすい人は、自分の幸福感や人生の満足度が高いこともわかってきた。社会的動物である人間の、信頼を基礎とするあらゆる活動に、オキシトシンが大きな影響を与えるということが、だんだん明らかになってきたのである。

自分を幸せにするセロトニンと、相手を幸せにするオキシトシン。この二つの幸せホルモンをたっぷりと出すことで、その人自身の体と心の健康が守られる。同時に、多くの人がセロトニンとオキシトシンを出すことは、世界に平和をもたらして地球を住みやすくしたり、自然を大切にして地球を守っていくことにもつながっていくように思う。

心臓移植から七年、サマハちゃんのなかで動き続けているアハメド少年の心臓が、少女の命を支えてきた。一九歳になったサマハちゃんは、「今度は自分がパレスチナの子どもの命を救い、平和の橋を架ける人間になりたい」と、看護大学に通っている。学校を卒業して看護師になり、いつか彼女がガザ地区の子どもを救う仕事をしたら、イスラエルとパレスチナの間にある憎しみが溶ける可能性がある。

イッズッディーン医師やアハメドくんのお父さんがしたように、みんなが憎しみや恨みや怒りを一度横に置いて相手の身になって考えるようになれば、世界を変えることができるかもしれない。

裏切られても裏切られても、相手の身になる。相手がどんなことをしても、こちらは凛《りん》として相手の身になった行動を続ける。そうしているうちに、いつか世界は変わる。間違いなく変わる、とぼくは信じている。

銀座のブドウと想像力

聖路加国際病院の元副院長、細谷亮太《ほそやりようた》先生は、ぼくと同じ一九四八年生まれ。今年、六五歳。定年だ。でも、もうしばらく小児総合医療センターの長として働くという。

細谷先生には、NHKラジオ「鎌田實 いのちの対話」に出ていただいたこともあるし、ある学会に頼まれ、二人で市民公開講座を行ったこともある。

細谷先生は小児科医。四〇年にわたり、小児がん医療の最前線で子どもたちの命と向かい合ってきた。がんや白血病におかされた子どもの心を守りながら、あたたかな医療を施している。命を救えないこともあるけれど、心を尽くして子どもと家族を支えているドクターだ。

ドキュメンタリー映画『風のかたち 小児がんと仲間たちの10年』『大丈夫。小児科医・細谷亮太のコトバ』などで、小児がんの子どもたちとサマーキャンプをしたりしている姿は感動的だ。

「治らない病気にかかってしまった子どもに、健康であるぼくたちは負い目を感じる。その気持ちは、ぼくにとってとても大切なもの」

なんてことを言う。

有名な俳人でもある。俳号は喨々《りょうりょう》。

〈みとること　なりはひとして　冬の虹〉

〈臨終の　子のありがとう　春みぞれ〉

〈死の冷えの　移りて重き　聴診器〉

「俳句という心の部屋があったから、悲しみに耐えられた」

と語ってくれた。

雪とパイナップル

細谷先生と一緒だった市民公開講座で、ぼくは、諏訪中央病院の緩和ケア病棟で行っているアニマルセラピーや、患者さんたちに一番人気の美しい庭をつくってくれているグリーンボランティアの活動を紹介しながら、ぼくたちの病院がいかに市民に支えられているかという話をした。そして最後に、白血病におかされたベラルーシの少年をめぐる奇跡のようなエピソードについて語った。

少年は当時、一二歳。チェルノブイリ原子力発電所が爆発したとき、生後半年だった。放射能に汚染された街で暮らしていた。白血病になった。末梢血幹細胞移植という骨髄移植の一番初期の治療を行ったが、移植後、敗血症になり、ご飯が食べられなくなる。

何も喉を通らず、弱っていく少年に、日本からボランティアで支援に来ていた看護師さんが、何を食べたいか聞いた。少年は「パイナップル」と答えた。

看護師さんは雪のなか、パイナップルを探して歩いた。ソビエト連邦が崩壊して五年、経済はどん底だった。貧しいベラルーシ共和国のお店に、しかもマイナス二〇度に凍りつく真冬に、パイナップルなんてあるはずもない。それでも彼女は、どうしても少年に食べさせたいと、探すのをやめなかった。

街じゅうの噂《うわさ》になった。やがて、パイナップルの缶詰を持っていたベラルーシの人が、日本の看護師さんの行動に感激して、大切な缶詰を病院まで届けてくれた。

奇跡が起きた。パイナップルを食べたあと、少年の熱が下がり、敗血症が治ったのである。ただ、窮地は脱したけれど、その後、何度も白血病が再発。少年は、とうとう一四歳で亡くなってしまう。

それから一〇カ月後、ぼくはベラルーシにある少年の家を訪ねた。お父さんもお母さんも悲しみに暮れているだろう。少年の命を守ってあげられなかったのだから、グチや恨みをぶつけられてもしょうがない。そう覚悟していたのに、それどころか、大歓迎された。

「雪のなか、息子のためにパイナップルを探してくれた日本人がいたことを、私たち家族は絶対に忘れない」

お母さんは、何度も何度も「ありがとう」と言ってくれた。

日本人の看護師さんが、少年とその家族の身になって必死にパイナップルを探したことが、お母さんの胸を打った。それを受けてお母さんも、ぼくたちの身になってくれたのだ。少年を助けてあげられなかった日本の医療チームに、感謝すると言ってくれたのである。両方が相手の身になっていた。

この奇跡のようなエピソードを、ぼくは『雪とパイナップル』（集英社）という絵本にした。その絵本は、バレエになり、芝居になった。作詞・作曲され、歌にもなった。そして、二〇一二年の春から、中学一年生の国語の教科書にとり上げられた。

感動の涙はストレスを洗い流す

「鎌田先生がパイナップルなら、ぼくはブドウの話をします」

市民講座で、ぼくの次に演壇に立った細谷先生は、そう切り出した。

白血病の子どもを持つお父さんが、ブドウの好きな我が子に、季節はずれだけれどブドウを食べさせてやりたいと思い、有名な銀座の果物屋さんへと出かけた。

お父さんは普通のサラリーマン。季節はずれのブドウ。しかも、銀座の高級店である。高い。ひと房丸ごとは高すぎて買えない。それでも、なんとか息子に食べさせてあげたい……。迷いながら、ブドウの並んだ棚の前を行ったり来たりしていたら、店員さんに声をかけられた。お父さんは答えた。

「子どもにブドウを食べさせてあげたいけれど、病状がよくなくて、ひと房は食べられそうもないんです」

それを聞いた店員さんは、

「わかりました。特別に量り売りをしましょう」

と、ひと房で何千円もする高級品のブドウにハサミを入れた。その数分の一ほどの小さな、子ども用の房をつくってくれたのだ。

目頭が熱くなった。いい話だなあ、と思った。

ぼくが店員さんだったら、どうしただろう。きっと、房から落ちそうな粒のあるブドウをちょっと揺すって、落ちた三粒ほどを袋に入れて差し上げたような気がする。ぼくより、この店員さんの応対のほうが、数段格上だ。きちんとお金のやり取りをしたことに、意味がある。

資本主義社会のなかでは、お金が回るということが、とても大事。しかも、お金が回ると同時に、あたたかさも回っていくことが大事なのだ。これが、ぼくたちの国をよくしていく。経済をよくしながら、社会全体のあたたかさを増していく。

お父さんにとっては高いブドウだったが、小さく分けてもらって、とにかくブドウを買うことができた。白血病のお子さんは、大好きなブドウを食べられて、どんなに喜んだだろう。その笑顔を見て、お父さんはどんなにうれしかっただろう。

店員さんは、どうしても息子のためにブドウが欲しいお父さんの気持ちを理解して、しかも店員としてのビジネスマインドも失わず、きちんとひと房の何分の一かの収入をお店に入れた。同時に、お父さんに大切なあたたかな心をお分けした。この店員さんには、自分の商いを大切にしながら、病院のなかで白血病と闘っている子どもを思いやるだけの見事な想像力がある。

ぼくのパイナップルの話を聞いて、「それならブドウの話をしましょう」と反応した細谷先生のあたたかな機転にもウルウルときた。いい音楽を聴いたり、いい芝居を観たり、いい小説や細谷先生が書いたウルウルくるエッセイを読んだりすると、副交感神経が刺激される。

ちょっと手前味噌だけれど、ぼくの本も電車のなかで読まないほうがいい、とよく言われる。「なんだか知らないが涙がじわっと出てきてしまう。人に見られると恥ずかしいときがある」なんて、うれしいことを言ってくださる読者も多い。

実は、その涙が大事なのだ。

涙のなかには、ストレスがかかったときに大量に分泌されるコルチゾールというホルモンが入っている。涙を流すことで、ストレスが少し解消できるのである。玉ネギを切ったときに流れるような反射の涙ではなく、さまざまな感情から生まれるエモーショナル・ティア（情動の涙）に、その働きがあるのだ。

しかも、同じエモーショナル・ティアでも、悲しさや悔しさから流すものより、他者への共感を伴う感動の涙ほど、効果があるといわれている。共感は、オキシトシンも増やしてくれる。

いいものに触れて、たくさん感動しよう。

第5章

カマタ流・がまんしない健康法

がんに負けない心と行動

サイコオンコロジーって聞いたことがあるだろうか。日本語にすると、精神腫瘍学。心理学（Psychology）と腫瘍学（Oncology）を組み合わせたもので、一九八〇年代にアメリカで確立された学問である。

サイコオンコロジスト（精神腫瘍医）の内富庸介《うちとみようすけ》先生とお会いした。がん患者の精神的ケアについてアメリカで学び、帰国後、国立がんセンター研究所支所精神腫瘍学研究部※の創設に携わった。日本におけるサイコオンコロジーの第一人者で、現在は岡山大学大学院で教授を務めている。

心と腫瘍は関係している、と内富先生は言う。サイコオンコロジーの第一の目的は、がんが精神面に与える影響を明らかにし、患者さんとその家族のＱＯＬ（クオリティ・オブ・ライフ＝生活の質）を回復・維持・向上させること。

もう一つの目的は、心ががんという病気に及ぼす影響を解き明かすこと。心の持ち方や行動をいい方向に保てば、がんにかかりにくくなるのではないか、がんを抱えても長生きにつながるのではないか、といった研究をしているという。精神医学や心理学の技術を核に、基礎医学、免疫学、内分泌学、公衆衛生学、社会学、倫理学なども導入しながら、がんの人間学的側面を追求しているという。

「最終的には、QOLとは何かをずっと問い続けていくのが、サイコオンコロジーだと思います」

と内富先生。

「QOLとはなんでしょう?」

ぼくが突っ込むと、

「うーん、難しい」

そう、これは医師にとって究極の質問なのである。

ぼくは、命にまつわるエッセイを書き続けている。これまでに出会った患者さんたちに登場していただくことも多い。がんの患者さんのQOLは、まず「生活の質」を大事にすること。その積み重ねで、「人生の質」が上がる。人生の質が上がると、いつかは「魂の質」、言い換えれば「自分が存在している意味」みたいなものが上向きになる——そう考えている。

つまり、ぼくなりに整理すると、クオリティ・オブ・ライフのライフは「生活」「人生」「魂」の三つの意味を持つ。この三つの質を上げていくことが、もう一つのライフである「命」の質を上げることにつながるのではないか。そして最終的には、自分の命だけでなく、ほかの人の命やすべての動植物の命も含めた「命の質」を上げていけたら、と思っている。

毎年一〇〇〇人のがん患者が自殺している

がんの患者さんの自殺は多い。内富先生は、次の四つの節目で気をつける必要があるとアドバイスする。

まず、がんを疑う検査が行われているとき。その検査の意味を丁寧に説明しておかないと、リスクがあるという。

次に、がんという診断がついて病名を告知するとき。このときも、こまやかな心配りが大事だという。告知直後より、診断から三～六カ月後が危ない。また、ある程度病状が進んでしまった進行がんや、頭頸部のがん、難治がんの場合は、特に心が折れやすいという。

さらに、がんが進行、再発したとき。このときが一番の要注意だ。

そして四つ目。状態が悪化し、これ以上、抗がん剤の投与を続けるのは危険だから抗がん剤治療を打ち切る、という説明をするとき。

これら四つの節目のいずれにおいても、主治医が当たり前の説明だけをすると、患者さんにとってはものすごくショック。自殺のリスクが増してしまう。

我が国では、毎年、約三万人が自ら命を絶っている。ぼくも関係している「よりそいホットライン」という電話相談には、多い日だと一日四万件近いアクセスがある。厚生労働省の補助を受け、社会的包摂サポートセンターが行っている相談支援事業。人間関係の問題、病気の問題、仕事上の問題、虐待や暴力の問題……どんなつまずきでも相談できる。悩みを抱えた人たちが全国どこからでも電話で相談できるホットラインができたことが影響したのか、二〇一二年、一五年ぶりに自殺者数が三万人を超えずにすんだ。

自殺原因のトップは健康問題だ。人数で見ると、がんの患者さんの自殺がかなり多く、年に約一〇〇〇人と推定されている。思いのほか多いのだ。がんの患者さんの心を支えてあげることが、いかに必要かがわかる。

かつて、がんの治療は、がんセンターのような大きな病院でも四〇日ぐらいかかっていた。それが今では、二週間ほどで退院していくケースが多い。とにかく、がんの切除だけを行うという短期決戦型になってきているのである。そのため、ゆっくりゆっくり患者さんの不安や不満を聞いてあげられない。ほとんどの患者さんは、心のつらさを胸のうちに閉じ込めてしまっている。

Kさんのことを思い出した。兵庫県の方で、四二歳のときに乳がんが見つかった。手術で乳房を切除。その後、病理検査でリンパに四つ、がんが飛んでいることがわかった。

抗がん剤治療が始まった。それまで、がんの告知にも耐えられたし、手術の説明や手術自体にも耐えることができた。でも、抗がん剤を使うようになってから、急に落ち込んだ。主治医にも言えず、一人で泣き続けた。

友達が心配して、精神科のドクターのところに連れていってくれた。そこで、救われたという。

「私は何をしなきゃいけないんでしょう」

ドクターに聞くと、

「何もしたくないときは、何もしなくていいんですよ」

そう言われて、ものすごくラクになった。その精神科医のサポートがなければ、六クールに及んだ抗がん剤治療はクリアできなかったという。

その後、Kさんは、乳がんの患者たちがつくっている会に参加した。同病の仲間たちの声を聞くと、みんな一回ぐらいは、かなり深刻なうつ状態に陥っていることがわかった。

うつ病というほどではなくても、うつ状態はかなり多いと考えるべきだ。うつ状態を放置しないこと。心のサポートをしてあげることで、患者さんはずいぶんラクになる。逆に、このときに冷たい対応をされたり、「頑固だからがんになるんだ」なんてひどいことを言われたりすると、立ち直れなくなってしまう。

腕のいい外科医＋人のいい内科医＋心の専門家が必要

もう一人、肺がんを克服したOさんの話も忘れられない。検査のときも、がんの告知のときも、手術のときも、冷静に乗り越えられたOさんだが、手術後、病理検査の結果、リンパ節に転移していると告げられたときは大泣きしたという。

手術の前に、

「がんは六ミリくらいなので、切れば終わりです。あなたはすごくラッキーです」

と言われていただけに、そのギャップに落ち込んだ。

新たな病状説明によると、リンパ管に浸潤《しんじゅん》があり、ステージⅡ。その後、自分でがんに関する本を買って、調べた。当時、病期がステージⅠの場合は「五年生存率」が七二パーセント、ステージⅡで三七パーセントと書かれていた。今のように、ⅡA期やⅡB期という区別もなかったので、五年後の生存率が三七パーセントという数値に大きなショックを受けた。自分も死んでいく三分の二に入るのではないかと不安でたまらず、ひと晩じゅう泣き明かしたという。

Oさんの心は、不安定な状態が続いた。たとえば、こんなことがあった。

JRの「みどりの窓口」で順番待ちをしていたとき、後ろにいた人が、窓口の係員にぐちゃぐちゃ文句をつけた。その係員は配置転換されたばかりのようで、不慣れなのが明らか。かわいそうだなと思いながら見ていたOさんは、気がつくと、また文句を言い始めた後ろの客を大声で怒鳴り飛ばしていた。

今までにないことをしてしまった自分に、誰よりOさん自身が驚き、おののいた。そして、友達のすすめで、臨床心理士のカウンセリングを受けたという。その先生は言った。

「あなたの心のなかに、理不尽のダムがあったからでしょう」

なんで自分が三〇代の若さでがんにならなければならないのか。それも、課長に昇進したばかりのこの時期に。まだ結婚もしていないのに……。理不尽な目にあわされているという、やり場のない憤りと悲しみと戸惑いが、Oさんの胸で渦巻いていた。そんなとき、窓口の係員に理不尽な文句を言うオヤジに遭遇したため、ダムが決壊してしまったのだろう、と臨床心理士は分析した。

「そう言われて、すごく気持ちがラクになったんです。それで、私も臨床心理士になりたいという気持ちが芽生えてしまって。迷いながらも会社を辞め、大学で心理学を学び始めました」

リンパ節転移がわかってから、Oさんは抗がん剤治療を受けた。その後は、再発も転移もしていない。やがて分岐点となる五年が過ぎ、ほぼ完治と診断された。結局、臨床心理士にはならず、もとの会社に戻ったが、まわりの人や同僚から絶大な信頼を得ている。臨床心理学を学んだことは、今の仕事にとっても大きかったという。

Oさんとぼくは長いつき合いになるが、非常に有能な仕事人で、人間的にも尊敬している。Oさんほど人間ができた有能な人でも、がんになれば、その不条理に耐えられなくなる。普段は穏やかで、決して怒鳴ったりしなかった人が、イライラして、赤の他人を怒鳴りつけてしまったりする。

内富先生は、がんが人の心のパターンを変えている可能性があるという。だからこそ、精神科医や臨床心理士などによる心のケアが大事なのだ。

Ｏさんの場合は、最初に診てくれた近所の内科の先生が、今もずっとフォローしてくれているという。その先生に、「明日入院して手術をします」と報告に行ったら、「寝られている？　食べられている？」と、声をかけてくれた。その後も、「もし不安だったら、いつでもいらっしゃい」とか、「風邪をひいたら、軽いうちにすぐおいで。薬を出してあげるから」などと、優しくフォローしてくれた。

Ｏさんは自身の経験から、こうアドバイスする。

「外科医は人柄より、とにかく腕。内科医は人柄。それに加えて、必要なときにカウンセリングしてくれる心の専門家がいるといい。私の主治医だった外科の先生は、手術の腕がいいだけでなく、必要な情報はなんでも提供してくれる優秀なドクターだったんですが、それでも心のケアは別に必要でした。

優秀な外科医と人柄のいい内科医、そして心の専門家、この三人セットが理想だと思います」

内富先生は、がんの患者さんが訴える体の痛みも、微妙に心とつながっている、と言う。

「体の痛みも心の痛みも、頭が感じる不快感。頭のなかでは密接に関連している。まず、医師が患者さんの痛みに共感すると、患者さんは変わり始める。自分の痛みを主治医が理解してくれていると思うだけで、気持ちが少しラクになる。すると、心の痛みだけでなく、体の痛みも和《やわ》らぐことがあるんですね。

痛みというのは非常に複雑です。医師が注射器を持つと、それだけで小さな子どもは、『痛い痛い』と泣いたりするでしょう。人は、痛みが来そうだと予測するだけで、実際に痛んだときと同じ反応をするんです」

イメージによって、痛さが強まったり弱まったりもするという。だから、どういう告知のされ方をしたかによって、患者さんが感じる痛みはまったく違ってくる。悪い知らせを、患者さんの痛みが少しでも軽くなるよう伝えるのも、医者の「技術」なのである。

一般の会社でも、スタッフの行動パターンを少し変えてあげたいと思う場合、相手の気持ちに寄り添いながら注意をしてあげるのがいいとされている。たとえば、上司が部下の行動を直接的に否定したりするのは、あまりいい方法とはいえない。実際にはそうでなくても、部下が自分のことを全否定されたと誤解するような注意の仕方をしてしまったりすると、その部下は心が折れかねない。人は全否定されると、聞く耳を持たなくなることも忘れないようにしたい。

家庭でも、職場でも、病院のなかでも、悪い知らせを伝えたり、注意をするときには細心の心配りが必要だ。まずは、「大変だね」と、相手の身になって共感する。ときには、「よくがんばっているね」と評価する。そのあと注意すると、言われたほうは改善する気になるのだ。

相手を思いやり、認めてあげることが大事。そうしてもらえれば、その人は、悪い状況や情報に押しつぶされることなく、冷静に自分と向き合い、自ら変わろうとする。

教育界やスポーツ界で、指導に暴力が使われているが、とんでもないことだ。人間の心がわかっていない。人は、納得すれば自分から変わろうとするものなのだ。学校の先生も、コーチも、医師も、ほんの少し心配りを学べばいい、と思っている。

※現在の名称は、国立がん研究センター、先端医療開発センター精神腫瘍学開発分野。

無理なダイエットの罠《わな》にはまらない

世の中、なかなかおもしろい。美容外科の両巨頭が、あまりご自分の専門ではないはずの健康法のことで、バンバンやり合っている。

N先生は、「空腹なときに長寿遺伝子が活性化する」というメソッドで、「一日一食で二〇歳若返る」という主張をしている。一方のT先生は、「一日一食では早死にする」と警告し、「小太りが一番長生きできる」と反論している。

N先生の本では、「一日一食。玄米と具だくさんの味噌汁、野菜のおひたし、一夜干しの魚を丸ごと食べる」というのが、基本メニュー。丸ごとというのは、その生物全体を形づくっているのだから、一番栄養バランスがとれているはずだという発想だ。「一物全体」という仏教的な考え方にも、呼応している。まあ、豚や牛やマグロは、丸ごと食べられないから、結局、小さな魚を丸ごと、ということになる。一夜干しの魚がなければ、納豆を食べる。

一日一回これだけで、あとは食べないとすれば、確かにやせるだろう。でも、健康維持に、これで足りるのかなあ、とぼくは心配だ。

一日一食でやせて、本当に幸せ!?

さまざまなダイエットや健康ブームは、ある日突然起こる。

バナナダイエットもそうだった。パイナップルダイエットもあった。納豆ブームで売り場がカラッポになったりもした。奇をてらったような方法が、ときどき出てきて大ブームになる。ブームをつくるのは、たいていテレビだから、過激なほうが取り上げやすいらしい。えっと驚き、思わず影響される。そこで火がつく。

T先生のほうは王道である。ぼくの『ちょい太でだいじょうぶ』（集英社）という本とほとんど同じ路線だし、今の医学の趨勢《すうせい》だ。この先生は「ちょい太」って言葉は使わないだけで、小太りが一番長生きだと書いている。

第2章の「よく食べる人は元気」のところで詳しく書いたが、ボディ・マス・インデックス、略してBMIという肥満の判定基準がある。体重（kg）÷身長（m）÷身長（m）だから、計算機で簡単に出すことができる。日本では現在、一八・五未満が低体重、一八・五以上二五未満が普通体重、二五以上が肥満で、理想の体型はＢＭＩ二二ということになっている。しかし、実は二三～二七ぐらいが一番長生きするというデータもある。健康で長生きが目標なら、少しぐらい太っていてもいいのだ。

ファッション業界でも、二〇〇六年にブラジル人モデルが拒食症で死亡したのをきっかけに、やせすぎのファッションモデルについての批判が噴出。スペインとイタリアの政府は、やせすぎのモデルは少女たちに誤った美意識を植えつける恐れがあると、ＢＭＩ一八未満のモデルがファッションショーに出演することを禁止した。

医学的に見ても一八以下だと、成長期なら女性としても成熟できず、おとなの場合も無月経や不妊になる恐れがある。死亡率も上がってしまう。美容が専門のＴ先生は、やせて脂肪が全部そぎ落とされてしまったら、肌がパサパサになって美しくないと言っている。ぼくも同じ考え方で、ずいぶん前から、「ちょい太のほうが健康で長生きできる」と、本や講演でメッセージしてきた。

Ｎ先生の、空腹が長寿遺伝子を活性化させるという説のバックボーンになっているのは、二〇〇九年にアメリカのウィスコンシン大学の研究者たちが、「サイエンス」という科学雑誌に発表した論文だ。アカゲザルを二つのグループに分け、片方にはエサをたっぷり与え、もう一方はカロリーを三〇パーセント制限し、二〇年間にわたって比較実験を行った。その結果は、カロリーを制限したほうが、がんや心血管疾患、糖尿病のリスクが低くて長生きし、高齢でも毛がフサフサで肌に張りがあるという。「飢餓状態にしていくと、サーチュイン遺伝子という長寿遺伝子が活性化されるらしい」というのが、研究者たちの結論だった。

二〇年間カロリーを三割カットされていたサルの写真を見ると、確かにやせて小さくなった分、シャープな感じがする。ただ、ぼくは、このサルは本当に幸せなのかなあ、と思ってしまう。あるテレビ番組で、ダイエットを強要されなかったグループと比べ「若々しい」と表現していたが、ぼくには、食べたいのに食べさせてもらえなくて悲しそうに見えた。

たとえば、バナナダイエットもそう。一〇年間、一日にバナナだけを三本も四本もがんばって食べ続ける人生を想像してみてほしい。健康面からおすすめできないだけでなく、もし問題がなかったとしても、毎日毎日、頭のなかで「バナナ食べなくちゃ、食べなくちゃ」と思うのって、なんか寂しい。

一日一食飢餓療法も同様。一〇年間がまんしてやり続け、やせたとしてもそれで幸せなのかなあ。そもそも、そんなことを若いうちから本当にまじめにやったら、栄養素が不足してガリガリになってしまうし、骨粗鬆症になるリスクも高いだろう。

このダイエット法をすすめている著者たちだって、実は、ときどき焼き肉を食べちゃったりしてるんじゃないだろうか、と勝手に思っている。それなら納得。不まじめになって、どこかでバンバン食べる日があっていい。それが、人間的。

食べるってことは、人間の進化の過程の初期段階から、動物の本能としてあったはずだ。「食べたい」「眠りたい」「セックスしたい」、そして「生きるために闘う」は、動物の本能なのだから。それを無理やり抑えるということが、ぼくらの心と体にとって果たしていいことなのか、疑問だ。

そう思っていた矢先に、アメリカ国立老化研究所がやはりサルを使って行った実験の結果が、「サイエンス」よりもレベルが高いとぼくは思っている科学雑誌「ネイチャー」に発表された。こちらの研究では、カロリー制限をしても寿命は延びないという、相反する結果が出ている。さらに、前述のウィスコンシン大学の研究では、糖質の多い精製されたエサを与えていたということもわかった。体に悪い食事だったのだ。体に悪いものなら、食事量を減らしたほうが病気のリスクが下がるのは当然。それで寿命が延びたと言われても、フェアじゃない感じがする。

今度の「ネイチャー」の論文でも、カロリー制限をしたほうが、糖尿病や関節炎、心臓病のリスクが低くなるとか、がんになるリスクも減少したようだと書かれている。ただし、カロリーを三割カットしても、寿命には変わりがなかった。ウィスコンシン大学にも、良質なエサでカロリーだけを変えたり、タイプの違うエサを試したりして、ぜひもう一度、実験をやり直してほしい。

「トマト寒天」に助けてもらうくらいでいい

実験結果を待つまでもなく、臨床を続けていると、太りすぎが絶対によくないというのはわかる。すべての生活習慣病になる確率が高くなるのだ。だから、たくさん食べることは、決していいことではない。しかし、極端な断食などは、しなくていいんじゃないかと思う。

そうそう、なんでも不まじめがいい。プチ断食なら、それなりの効果がある。マクロビオティック※も同じ。徹底的にやるより、「根性がなくて私はダメ」なんていう人のほうが、むしろ健康的なのだ。「ベジタリアンなんです」と言いながら、ときどき隠れて焼き肉を食べるのが、いい健康法なのだ。「〇〇主義」にからめとられない。自由で、がまんしない生活作法が、カマタ流。

一日一食主義が体によかったとしても、ぼくだったら、やっぱりそれじゃあつまらないと思う。食べて「うまいな」と感じるときに、幸せホルモンのセロトニンが出る。誰かと一緒に食事をして「楽しいな」と感じるときにも、セロトニンが出る。そういう機会が、一日一回よりも三回あったほうがうれしい。

長引く不況で、うつうつとしている人が多い今の日本だからこそ、おいしいものをしっかり食べて、みんなでセロトニンを出し合うことが大事なのだ。そうやって世の中を明るくしないと、経済だってよくならない。国民みんなが一日一食になったら、消費が落ちて、経済は悪化。雇用にも影響する。精神衛生上もよくない。

一日三回食べて、ときどき「幸せだなあ」って思うほうが、今の日本にはいいように思う。そして、長い目で見れば、ギリギリのカロリーでがんばるより、こちらのほうが寿命も延びる気がする。

でも、N先生の著書には勉強になることも多い。「一物全体」などは、とてもよい発想だと思う。野菜は皮ごと葉ごと根っこごと、魚は皮ごと骨ごと頭ごと、穀物は全粒で食べる。そうやって栄養素のバランスをとり、食べ物と丁寧に向き合っていくことは、体はもちろん、メンタル面にもいい効果が期待できる。

また、N先生は本のなかで、アディポネクチンやオキシトシンなどにも触れている。パートナーやペットと触れ合うと寿命が延びるとも書いてあるが、まさにオキシトシンのことで、大賛成だ。

アディポネクチンというのは、脂肪細胞から分泌される善玉タンパク質。インスリンの働きを高めて糖尿病を防いだり、傷ついた血管を修復して動脈硬化を防いだりする。ところが、あまり内臓脂肪が多いと、これが活発に分泌されなくなって老化を早めてしまう。

N先生は、「空腹でお腹がグーッと鳴る」状態にならないと内臓脂肪は燃えないからと、一日一食をすすめているのだが、カマタ流ではそんなにがまんしない。

ぼくは、「トマト寒天」に助けてもらって、つらさを感じることなく食べる量をコントロールしている。食物繊維の王様ともいえるノンカロリーの寒天に、抗酸化力の高いリコピンが豊富なトマトをミックスしたもの。七年ほど前、運動不足で太ってきたので「トマト寒天ダイエット」を始めたのだが、エッセイや講演で紹介したところ、大ブームになった。

奇をてらったつもりはなく、過激でもない。でも、マスコミに取り上げられ、長野の地元の寒天屋さんと共同開発した「ドクターかまちゃんの寒天ゼリー」も飛ぶように売れた。

　利益は全部、福島の子どもたちを助けるために使っている。自分のためだけの健康法ではない。ぼくの戦略は、寒天で自分が健康になりながら、子どもの命を大事にすること。

　いつも、ほんのちょっとだけ「誰かのために」って考えるようにしている。「ドクターかまちゃんの寒天ゼリー」は、今でもすたれていない。売れ行きに小さな波はあるが、全然寂れていない。本当にいいダイエット法なら、ブームが去っても変わらず支持されるのだ。

　もちろん、「トマト寒天ダイエットじゃなければダメ」なんて言うつもりはない。「食物繊維がいい」と言っているだけ。寒天でなく、キノコでもいいし、野菜でもコンニャクでも海藻でもいい。なんでも代用できるのが、カマタ流だ。「○○じゃなきゃダメ」と、そのときどきの空気に踊らされるのは邪道だ。こだわってがんばりすぎれば、それが逆にストレスになるし、飽きるのも早い。「食物繊維は腸の善玉菌のエサになる」とか、「トマトはリコピンがあって抗酸化作用が強い」とか、漠然とでいいから覚えておいて、自分なりに応用すればいいのである。

※玄米や雑穀、全粒粉の小麦製品を主食とし、野菜や海藻などを副食とするのが基本の食事法。

脳を上手に使った「がまんしなくていい」健康法

五年ごとに行われる国勢調査の結果をもとに、厚生労働省は都道府県別の平均寿命を算出している。二〇一三年二月に発表された最新のデータ（調査年二〇一〇年）で、長野県は男性八〇・八八歳、女性八七・一八歳と、ついに男女ともトップになった。

たまたまではない。男性の平均寿命に限れば、一九九〇年以降連続で一位だ。より重要な「健康寿命」——介護を必要としないで自立して生活できる生存期間も、長野県が男女ともに一番長い。年齢調整死亡率（年齢構成を調整したうえでの人口一〇万人あたりの死亡率）も、長野県が一番低い。ついに三冠を達成した。

このニュースが流れたら、ぼくのところにもマスコミから取材が殺到した。その連絡を受けながら、やっぱりこの本の最後に、「がまんしない健康長寿のコツ」をまとめて載せなければ、と強く思った。

脳卒中の多かった長野が、日本一健康長寿になれた理由

四〇年近く前、ぼくが諏訪中央病院に赴任したばかりのころ、長野県は秋田県と競って脳卒中が多かった。一九六五年には、脳卒中の死亡率が日本一。特に、病院のある茅野市は、長野県にあった一七の市のなかでワーストに近かった。

なんとかしなければ、と病院の外に出て「健康づくり運動」を始めた。保健補導員やショッカイさん（食生活改善推進協議会のメンバー）といったボランティアに協力してもらい、公民館で塩分の少ない料理の実習をしたり、医師たちが地域の寄り合いに出向いて話をしたり……。休日返上で地域医療の問題に熱心に取り組むあまり、ぼくは家を空けてばかりで子どもたちにソッポを向かれたほどだった。

それでも壁は厚かった。減塩をすすめても、「どうせ、うちは脳卒中の家系だから」と一笑に付された。江戸時代から続いた、濃い味のおかずでご飯をかき込み、さらにおやつも山盛りの野沢菜漬けを食べるという習慣は根強かった。

どうしたら地域の人に行動変容を起こしてもらえるか、考えに考えた。ルールで縛っても、説教をしてもダメだ。どうしたら「心」を動かせるのか……。

病院に来た患者さんには、懇切丁寧に説明するようにした。減塩の効果が出て高血圧の人の数が少し減ると、その地域のデータをすぐ見せた。形に表れたのを見て、みんな初めて納得がいったのかもしれない。数年後、地域全体で脳卒中が減り始めた。

患者さんも、家族も、地域の人たちも、医療者であるぼくたちも、うれしかった。手を取り合って喜んだ。「何をしたって脳卒中になるんだ」と思っていた人たちも、変わり始めた。塩分を減らすことの大切さが、胸に落ちたのである。おやつが、野沢菜漬けからリンゴや寒天に変わった。

減塩運動が、がんの死亡率も下げていった節もある。今、長野県は、がんの年齢調整死亡率も全国で一番低い。これも入れれば、健康長寿の四冠王なのだ。

県庁内に健康長寿課がつくられ、県政も減塩運動や歩け歩け運動を推進した。三七年前、一緒に歩け歩け運動を始めた人たちは、もう九〇歳近い。雪国で、野菜がとれない時期も長いのに、県民一人あたりの野菜の摂取量が一日あたり男性三七九グラム、女性三五三グラムにまで伸びた。男女とも日本一だ（全国平均は男性三〇一グラム、女性二八五グラム）。

昔から長野では、脂が少なく上質のタンパク質が多い馬肉が、よく食べられていた。海がない長野県。体にいい魚の脂が足りない分、青魚のＤＨＡやＥＰＡと同じ「オメガ３系」の不飽和脂肪酸が豊富なクルミやエゴマ油を利用した。長野県は、六五歳以上の就労人口が日本一なので年をとっても元気でいられるのだろうとか、坂道が多くて自然に運動量が増えるから元気なのだろうともいわれている。これらをコツコツと丁寧に積み重ねてきたことが、男女とも平均寿命日本一の県をつくったのだと思う。

寿命が延び、高齢者が多くなれば医療費が高くなるはずなのに、逆に長野県は日本でも有数の老人医療費が少ない地域になった。

四〇年近く地域の健康運動に関わってきたおかげで、健康長寿の王道がどこにあるかが、よく見えてきた。せっかくの機会なので、「がまんしないアンチエイジングのコツ」を紹介しておこう。

がまんしないアンチエイジング八カ条

①一日のなかで副交感神経優位の時間をつくる

ストレス過多の現代日本では、緊張が続き、交感神経が優位になりっぱなし。血圧が上がり、脳卒中や心筋梗塞で倒れるリスクも増えてしまう。だから、意識して一日のなかにのんびりできる時間をつくり、副交感神経を働かせることが大事なのだ。ゆっくりと深呼吸をしたり、何もせず何も考えず、ただ風の音に耳を澄ませたりするのがいい。温泉に行くのもいいかもしれない。

②自分を幸せにするホルモン、セロトニンを分泌する

前向きに、楽しいこと・おもしろいこと・感動できることを見つけようとしていると、脳内神経伝達物質のセロトニンが分泌されて、ますますハッピーになり、病気を遠ざけてくれる。

③他人を幸せにするホルモン、オキシトシンを分泌する

文字どおり、情けは人のためならず、なのだ。人のために何かをすると、オキシトシンの分泌が増え、自分にプラスが返ってくる。それも、健康という形で。

④抗酸化力の高い食べ物や、質のよい脂をとる

呼吸したときに体のなかで燃焼されずに残った酸素は、活性酸素に変わる。一七〇ページで説明したように、活性酸素などのフリーラジカルが、老化と病気の元凶。それを防ぐには、抗酸化力の高いものを積極的に食べよう。

具体的にはビタミンA、C、Eが大事。ビタミンAは、カボチャやニンジン、鶏レバー、ウナギなどに豊富に含まれている。ビタミンCは、パセリやピーマンなどの緑黄色野菜や、レモン、イチゴなどの果物。ビタミンEは、アーモンドやピーナッツ、アボカド、アンコウの肝、イクラ、タラコなど。

ほかに抗酸化力が高いのは、αーリポ酸の多い牛レバーやブロッコリー、ジャガイモ。加齢による目のトラブルを防ぐといわれているルテインは、ケールやホウレンソウに含まれている。動脈硬化やがんの予防効果が期待されているリコピンは、トマトにたっぷり。長野県の健康長寿と、野菜の摂取量日本一との関係も、きっとあると思う。

美肌効果や生活習慣病予防で注目されているコエンザイムQ10は、イワシ、サバなどの魚介類や肉類に含まれている。鮭やカニ、桜エビなどに豊富なアスタキサンチン、ゴマのセサミン、緑茶にたっぷり入っているカテキンも、パワフルな抗酸化物質だ。

脂は、「オメガ3系」という不飽和脂肪酸の多いものがいい。その代表が、青魚に豊富に含まれるDHAやEPA。動脈硬化を予防することで知られており、近年、うつ病の予防や、キレやすいのを防ぐ効果もあることがわかってきた。

⑤軽い運動を定期的にする

ストレッチや、ゆっくりとしたスクワットがいい。もう一つ、「速遅歩《はやおそ》き」がおすすめだ。有酸素運動で、少し速めに四～五分歩く。ちょっと汗ばんだら、呼吸を整えながら二分ほど、ゆっくり景色を楽しみつつ歩こう。「おっ、花が咲いている。きれいだなあ」とか「今日は空が青いなあ」などと思うと、セロトニンが分泌される。そして再び速歩きを行う。

この速遅歩きを繰り返すのが、心と体にいい。ナチュラルキラー細胞も増える。がまんを強いる運動は、逆にナチュラルキラー細胞の活性が下がることがわかっている。活性が下がると風邪をひいたり、がんになったりしやすくなるのだ。

⑥睡眠の質をよくする

夜の一〇時から深夜二時ぐらいの間には成長ホルモンがたっぷり出て、日中に傷めた筋肉や血管、肌などの細胞を修復している。だから、この時間に眠っていることが、アンチエイジングのためには大切だ。

夜なかなか眠れない人は、乱れた体内時計をリセットしよう。朝に太陽の光を浴びると、たくさんのセロトニンが分泌される。そして夜になると、セロトニンがメラトニンという眠りを誘うホルモンに変わり、よく眠れるようになる。また、昼間運動すると熟睡できる。

寝る少し前に軽い体操をしたり、ぬるめのお風呂にゆっくりつかったりするのもおすすめ。ナイトミルクもいい。深部体温がいったん高まってから低下すると き、人は眠くなるのだ。体の深部まで温めると、免疫力が上がることも明らかになってきた。

⑦「ちょい太」「ちょいコレ」がいい

定期的に検査をして、自分の体の状態を知っておこう。「BMI二七未満のちょっと太め」「総コレステロール値は二六〇mg／dℓ以下のちょい高め」までにとどめることだ。

日本では総コレステロール値の正常範囲が一四〇〜二一九mg／dℓとされている。しかし、いくつもの調査研究の結果、二四〇〜二六〇mg／dℓあたりでは、がんの発生率が低く脳梗塞や心筋梗塞の心配もないこと、むしろ抵抗力があって肺炎やその他の病気も少ないことがわかってきた。少々高めの「ちょいコレ」のほうが体にいいのである。ゆるくていいのだ。

一日一八〇〇キロカロリーまでとか、肉は食べないとかの縛りはいらない。がまんすると長続きしない。つき合いなどで食べすぎたり飲みすぎたと感じたら、二、三日粗食に徹して調整すればいい。中年以降は、よほどハードな肉体労働をしていない限り、炭水化物は少量で足りることも知っておこう。

タバコは、がんリスクを高めるばかりではない。心臓や脳の血管にも悪影響を及ぼす。日本人の三大死因のすべてに関わっている。また、お酒の飲みすぎは、健康をつかさどる肝心な肝臓に負担をかける。赤ワイン三杯ぐらいまでがおすすめ。

⑧免疫力を上げる

体にいい食べ物を食べたり、適度な運動をしたり、きちんと休養をとるといった、いいサイクルが生活のなかにできてくると、免疫力がアップする。腸の免疫システムを活性化させるには、食物繊維の豊富な野菜や、β-グルカンの入ったキノコがいい。そして、ヨーグルトやチーズなどの発酵食品を積極的にとること。亜鉛やタウリンの豊富な牡蠣《かき》もおすすめ。また、笑いは免疫力を上げ、ときには奇跡を運んでくる。

もう一つ、日本をはじめとする先進国では清潔志向が強く、抗菌グッズがあふれているが、ハーバード大学のカスパー教授の研究で、清潔すぎると逆に免疫機能が衰えることがわかった。「清潔」もほどほどでいいのだ。

がまんはきらい。がんばらなくていい。太っていてもやせていても、まあまあでいい。数字なんて気にしすぎないほうがいい。

「がんばらない神経」の副交感神経を刺激することだ。感動してセロトニンを出したり、誰かのためにちょっと動いてオキシトシンを出すことだ。二つの幸せホルモンが大事。

そうして、とにかく笑っていると免疫力も上がる。歯をくいしばって、がまんしたりしないほうが、健康で長生きできるのである。

がまんしなくて、いい。

いるときに活性化する。交感神経と逆の作用があり、体をリラックスさせる。副交感神経が働いているときに、傷ついた細胞の修復と再生が行われる。

●免疫

ウイルスや細菌、がん細胞などを認識して殺傷することにより、体を病気から守っている防衛システム。免疫を担っている免疫細胞の主体は白血球で、マクロファージやリンパ球などに分かれている。がん細胞を殺傷することで知られるナチュラルキラー細胞もリンパ球の一つ。

●神経伝達物質

脳のニューロン（神経細胞）同士の間で情報を伝達するために必要な化学物質。100種類以上あるといわれているが、その働きなどがわかっているのは現在、25種類程度。興奮性のドーパミン、ノルアドレナリン、アドレナリン、抑制性のセロトニン、β－エンドルフィン、ギャバなどがよく知られている。

セロトニン

不安を抑え、心地よさや満足感をもたらす神経伝達物質。主に腸でつくられ、90パーセントが腸に存在する。脳には1、2パーセントしかないが、精神の安定に大きく関与。うつ病やパニック障害の人は、脳内のセロトニンが不足している。

オキシトシン

脳下垂体から分泌され、中枢神経では神経伝達物質として、末梢組織ではホルモンとして働く。子宮の収縮を促してスムーズに出産できるようにしたり、母乳を出やすくしたりする。また、愛情や信頼の形成に関与し、信頼を基礎とするあらゆる人間活動に影響を与えることが、近年わかってきた。

●自律神経

全身に張りめぐらされていて、意思と無関係に、消化器・血管系・内分泌系・生殖器など不随意器官の機能をコントロールしている。交感神経と副交感神経からなり、一方が働いているときは、もう一方は働くことができない。

交感神経

カマタ流に言うと「がんばる神経」。激しい活動を行っているときや興奮・緊張状態にあるときに活性化する。心臓の働きの促進、血管の収縮、血圧上昇、胃腸の働きの抑制などの作用があり、体を臨戦態勢にする。

副交感神経

カマタ流に言うと「がんばらない神経」。くつろいでいるときや眠って

Psychological Science, September 24, 2012.(オンライン版)

FEMS Immunology and Medical Microbiology, June, 2010.

Cell, June 22, 2012, DOI: 10.1016/j.cell.2012.04.037.

Science, July 10, 2009, Vol.325, no.5937, pp.201-204, DOI: 10.1126/science.1173635.
"Caloric Restriction Delays Disease Onset and Mortality in Rhesus Monkeys"

Nature, August 30, 2012, Vol.488, p.569, DOI:10.1038/488569a.
"Calorie restriction falters in the long run"

PLoS One, October 12, 2011, DOI:10.1371/journal.pone.0025929.

American College of Neuropsychopharmacology, December 9, 2011.

Psychopharmacology, December 9, 2011.

Press Release by Yale University, May 19, 2012.

Aging, December 17, 2011, Vol.3, no.12, pp.1169-1177.

The Journal of Neuroscience, April 7, 2010, Vol.30, no.14 pp.4999-5007, DOI:10.1523/JNEUROSCI.5538-09.2010.

Press Release by The Research Council of Norway, July 30, 2012.

The Journal of Neuroscience, October 17, 2012.

Biological psychiatry, August 15, 2011, Vol.70, no.4, pp.327-333.

〈参考文献〉

斎藤環『ひきこもりはなぜ「治る」のか？』中央法規出版
田中冨久子『脳の進化学』中公新書ラクレ
田中冨久子『女の脳・男の脳』NHKブックス
門脇厚司『子どもの社会力』岩波新書
篠原菊紀『ボケない脳をつくる』集英社
アリソン・ゴプニック『哲学する赤ちゃん』青木玲訳、亜紀書房
アルバート・アインシュタイン、ジグムント・フロイト
『ヒトはなぜ戦争をするのか？』浅見昇吾編訳、花風社
中島英雄『しぶとく「生き残る脳」、やたらと「粋がる脳」』すばる舎
寺沢宏次『子どもの脳に生きる力を』オフィス・エム
前野隆司『脳はなぜ「心」を作ったのか』筑摩書房
デイヴィッド・ホロビン『天才と分裂病の進化論』金沢泰子訳、新潮社
飯島裕一『ストレス・高齢社会の現代病のカルテ』岩波アクティブ新書
内田亮子『生命をつなぐ進化のふしぎ』ちくま新書
岡田尊司『アスペルガー症候群』幻冬舎新書
鈴木俊隆『禅マインド　ビギナーズ・マインド』松永太郎訳、サンガ新書
七田眞『０歳からの子どもの脳の育て方』中経の文庫
デイビッド・ハミルトン『「親切」は驚くほど体にいい！』有田秀穂監訳、飛鳥新社
南雲吉則『「空腹」が人を健康にする』サンマーク出版
高須克弥『その健康法では「早死に」する！』扶桑社

解　説——鎌田實菩薩論

さだまさし

鎌田先生は菩薩《ぼさつ》である。

それも千手千眼観世音菩薩なのである。迷う人、困った人を見ると絶対に放っておけない。

しかもこの菩薩は仏像ではない。生身の人間であるから、なんと自分で出掛けていって治療したり、人の話を聞いてくれたり、人生相談にまで乗ってくれる、そんな生き菩薩なのだ。

とにかく思い立ったらどこにでも出掛けて行く。チェルノブイリに行くなんて誰だって遠慮したいのに、鎌田先生はずんずん出掛けて行き、困っている人の診療をし、現地のおばさんと仲良くなって、放射能に汚染されている筈《はず》の食物だって笑顔で食べてしまうような人なのだ。

イラクの国家崩壊、シリアの内戦に始まってＩＳの跳梁跋扈《ちょうりょうばっこ》や暴力に悩む紛争地帯、中東トルコへも出掛けて行って農業まで始めてしまう。心のアンテナを高く上げて、医療に留《とど》まらず、感動の種を見のがさず、拾い集めようとする。

もしも永六輔さんが医者だったら、間違いなく鎌田實になっていただろうと思う。そう、鎌田實はお医者になった永六輔なのだ。従って鎌田診療所は日本中に留まらず、世界に拡《ひろ》がっているわけなのである。

そして東日本大震災の後も、鎌田先生は直《す》ぐに放射能汚染が心配される福島に入った。「まさし君、一緒に福島に行こう」と誘われた時は嬉《うれ》しかった。「音楽は人の心にとても大切なものだよ」鎌田先生は僕にそうメッセージを送ってくれたのだ。大災害の時に無力感を感じて音楽の力を諦めそうになっている時にエールを送ってくれたのは実は鎌田先生と被災地だったのである。

僕が諏訪市に移住することを決めた時に鎌田先生と僕を引き合わせてくれたのは画家の原田泰治さんで、僕らは原田さんのことを「泰ちゃん」と呼ぶが、泰ちゃんは鎌田先生を「カマちゃん」と呼んだ。もう一人諏訪市内で診療所をやっていた故・小松道俊先生も紹介してくれて、みんな素晴らしい人で、直ぐに僕も仲間に入れてくださった。

小松先生はお父さんの代から五十年以上もへき地医療を続けている人で「リン

パ」の権威でもあった。小松先生が町の人をじっと見つめながら、自分の手に負えない患者だ、と感じたら直ぐに当時院長だった鎌田先生に頼んでこの地域最高の医療施設、諏訪中央病院に送った。

「優秀な外科医と人柄の良い内科医、それに心の専門家が揃《そろ》えば危険な病気でも支えられるはずだ」とこの本にも書いてあるけれども、鎌田先生の諏訪中央病院と小松先生の診療所、それから原田泰治さんの絵が揃えば病気なんか怖くない、と思ったものだ。心優しい町医者だけでは手に負えない病気もあるだろう。だが信頼できる大病院の後ろ盾があれば町医者の力は百倍になる。ここには理想的な地域医療の姿があったのだ。

　原田さんの呼びかけで、僕らは時々食事会をしたが、ある時小松先生と鎌田先生が僕の歌『風に立つライオン』の話を始め「ライオンほどじゃないけど、ささやかだけど地域で頑張ってる医者だってあるんだよな」と小松先生が言うと、鎌田先生が「そうそう。僕らはライオンほど凄《すご》くないが、まあ、八ヶ岳に立つ野ウサギくらいだけどね」と言った。みんなで笑い転げたけど、確かにそうだ、と思った僕は、その後二人に捧《ささ》げる『八ヶ岳に立つ野ウサギ』という歌を作った。なかなか良い歌だと思うのでどこかで聞いて欲しい。ああ、余談ばかりになったが、余談の方が面白いからなあ。

ではさて本書『がまんしなくていい』の話にしよう。

この本を読みながら僕はずっと頷《うなず》いていた。心の元気こそが一番の「自分治療薬」なんだな、と教わる。幾つか素晴らしい言葉を拾ってみよう。

「よく笑う人には奇跡が起きる」「セロトニンをたっぷり分泌するために一番大切なのは、何を食べるかより、実は心がまえ。小さな感動を敏感にキャッチするアンテナが必要だ」「そよ風になって旅に出る」「母さんのような人を助けたいと思って、医者になった」

鎌田實は、大哲学者であり素晴らしい詩人だと思う。

気になるのは「『やせ』より『ちょい太』のほうが元気で長生き」の所にあったBMI測定法。これを自分に当ててみた。二十年程前に煙草《たばこ》を止《や》めてから一気に一割体重が増え、その頃からみんなに「太ったね」と言われるし、事実そうなのだ。

さて測定法の、体重(kg)÷身長(m)÷身長(m)に当てはめたら僕のBMIは二五・六五だった。「日本肥満学会では二五以上を肥満としている」とあるから僕は肥満体というわけだ。それは諦めるが問題はこの微妙な僕の数字。これは

「ちょい太」なのか明らかな肥満なのか、今度鎌田先生に会ったら聞いてみようと思っているところ。

それから僕のことを取り上げてくださって「さだまさしはオキシトシンでできている」などと書いてくださっているが「共感ホルモン」オキシトシンは人の心に本当に大切なもの。僕をそんな大切な物に喩《たと》えて下さって光栄だがびっくりした。もしも三十五億円の借金を返そうとしたらストレスで血管はぼろぼろになって老化が激しくなるのにまさしは元気だ、と書いてある。だからさだまさしはオキシトシンで出来ているのだ、と。その言葉を借りるなら、鎌田實こそ、オキシトシンの塊だと言おう。

実は二〇一五年夏に僕は仲間達と「風に立つライオン基金」という名前の財団を作った。東日本大震災の被災地をずっと応援する、また大災害の時の救援を視野に入れて人やお金の準備をする拠点作り、海外で頑張る医師や教育者、また国内のボランティア活動に頑張る人々や地域医療に貢献する人々を支援し応援するという目的の財団だ。

この財団の評議員が鎌田先生と佐渡《さど》裕《ゆたか》さんと古田《ふるた》敦也《あつや》さんのお三方。この財団のパンフレットを作るためにコメントをお願いしたら鎌田先生はこう書いた。

「困っている人を助けたいというまさしさんの思いは、もう〝病気〟です。この〝難病〟につきあうのは、医師としてのぼくの使命だと思いました」。鎌田先生らしい、温かで洒脱《しゃだつ》で、真心のこもったコメントだ。

「幸せホルモン」と「愛情ホルモン」に満ちたこんなお医者はそうそう居るものじゃない。僕はこういう温かで洒脱で真心のこもったホルモンを「鎌田ホルモン」と名付けようと思う。

そうそう、また余談だが、まだ小松先生がお元気な頃の正月のこと。小松先生が通う無医地域の村でイノシシが獲《と》れたから一緒に食べに行こうと誘われて、鎌田先生と同じタクシーに乗ってその村に出掛けた。「まさし君、イノシシ好き？」と鎌田先生不安そう。「ぼたん鍋って美味《おい》しいよ、先生」「それにしてもまさし君、よく休みが取れたねえ」「正月だから」「僕、なんで運悪く今日お休みだったのかなあ」。笑いながらため息をつく鎌田先生はきっとイノシシが怖いのだ。食べたことの無いものが怖いのだ。笑いをこらえるのが大変だった。

現場に着くと「小松先生の友だちが来た」と大歓迎で、いきなり湯気の上がるようなたてがみが出て、それから内臓のようなものが出て、もつ煮が出た。鎌田先生ったらすっかり腰が引けて「まさし君、ちょっと先に食べてみてよ」という。

僕が「あ、美味しい！」というと恐る恐る箸を伸ばしたくせにぼたん鍋を食べ終わったら「いやあ、イノシシって美味しいもんだねえ」と自分が誘ったような顔で言った。先生、あれはずるかったよ。

おっといけない、またまた話がそれた。この本の凄いところをちゃんと書いておかないとね。

鎌田先生がこの本で一番伝えたいのはみんなの幸せ。鎌田先生がお医者さんとして長いこと患者を見つめてきて感じたことが鎌田先生の言葉になって僕らに伝えられる。

明るい患者も居れば暗い患者も居る。お医者がどう頑張っても治らない患者もあれば何故か勝手に奇跡的に自分で治っていく患者もある。それは何故なんだろう、と考え続けてきた鎌田先生は「人の心の力」に思い至ったのだろう、だから「がまんしなくてもいいんだよ、人間は心で生きているのだから、無理して自分の心を縛り付けたり、自分の心を責めたりせず、自然に笑ったり、何かに感動することで身体の中で、奇跡はいつでも起きるんだよ」というのだ。

笑うこと、感動することが大切ですよ、と言われると僕は自分の仕事がとても重要なもののような気がする。音楽の力なんて、大災害の前には無力だけれども、少し落ち着いた頃には必ず音楽の出番が来る。音楽には「動かなかった人の心を少しだけ動かす」ような力がある。だから鎌田先生から、まさし君もっと頑張って沢山の人に元気の素を届けてくれよ、と言われる気がするのだ。

そうか、素晴らしい外科医にも、人の良い内科医にもなれなかったけれど、僕は心の専門家になろう。心のマッサージ師になろう。そうすれば素晴らしいお医者さんと組んで、元気な人を一人でも増やせるかも知れない。

僕はこの本に大きな勇気を貰《もら》った。この本は「読むセロトニン」だ。

そばに居てくれるだけで元気が出る鎌田先生はやっぱり菩薩なのである。

（歌手、小説家）

本書は、二〇一三年四月、集英社より刊行されました。

※本文中、登場する人物の年齢や肩書き、その他データ等は原則として、初出時のものです。

鎌田實の本

好評発売中

たった1つ変わればうまくいく
生き方のヒント幸せのコツ

医療という仕事を通して感じたホスピタリティの重要さ。おもてなしの心を活かすことで生き方や仕事が楽になる。そのテクニックを優しく伝える生き方エッセイ。

いいかげんがいい

頑張って汗を絞らないと認められない日本社会は、幸福を感じにくい。今を楽しんで生きる、いい人間関係がある等、人間の中に必ずある幸福を招く力をピックアップ。エッセイ集。

がんばらないけどあきらめない

がん患者のお蕎麦やさん、左手で弾くピアニスト。苦難にあっても乗り越えてきた人達との出会いをヒントに著者が考える生き方とは。思い迷う時、心にしみるあったかエッセイ。

空気なんか、読まない

弁当の日の奇跡、盲目のカメラマン、がんになった教師。あたたかな空気をつくり出す人達の豊かな生き方。「希望」を見つけ、よりよく生きるための素敵なヒントがつまったエッセイ集。

人は一瞬で変われる

白血病で余命を宣告された女子大生。骨髄移植で助かる可能性は1%と告げられた時、命綱となった姉の言葉……。変われる瞬間をつかみ、人生を変えた人達。温かな医療エッセイ集。

集英社文庫

集英社文庫

がまんしなくていい

2016年11月25日　第1刷　　定価はカバーに表示してあります。

著　者　鎌田《かまた》　實《みのる》

発行者　村田登志江

発行所　株式会社 集英社
東京都千代田区一ツ橋2-5-10　〒101-8050
電話　【編集部】03-3230-6095
【読者係】03-3230-6080
【販売部】03-3230-6393(書店専用)

印　刷　図書印刷株式会社

製　本　図書印刷株式会社

フォーマットデザイン　アリヤマデザインストア　　マークデザイン　居山浩二

ISBN978-4-08-745517-5 C0195